RATGEBER
Hüftgelenksdysplasie
ALLE THERAPIEN IM ÜBERBLICK

EDITION de la Motte

Ratgeber Hüftgelenksdysplasie
- Alle Therapien im Überblick -

1. Auflage 2006

Das Werk einschließlich aller seiner Teile ist urheberrechtlich geschützt. Jede Nutzung außerhalb der Grenzen des Urheberrechtsgesetzes ist ohne Zustimmung des Verlages unzulässig und strafbar. Das gilt insbesondere für Verfielfältigungen, Übersetzungen, Verfilmungen, Speicherungen, Verarbeitung in elektronischen Systemen oder Verbreitung im Internet.

© 2006 www.dogtools.de/EDITION de la Motte, Mönchengladbach
Anschrift: Hocksteiner Weg 38, 41189 Mönchengladbach
Tel.: 0 21 66/62 19 7-25
info@dogtools.de, www.dogtools.de, www.edition-delamotte.de

Layout & Umschlaggestaltung: know-work-create
Printed in Germany

ISBN-10: 3-9811275-0-1
ISBN-13: 978-3-9811275-0-8

Ratgeber Hüftgelenksdysplasie

Inhalt

EINFÜHRUNG:
Der Aufbau des Gelenks 6

URSACHEN:
Wie entsteht HD? 9

GENETIK:
Züchter müssen selektieren 15

DIAGNOSE:
Diese Symptome sprechen für HD 20

SYMPTOME:
Sie weisen nicht immer auf HD hin 24

VORBEUGEN:
Treppensteigen und Ballspiele sind Gift 28

VERERBUNG:
Internationale Regelung wäre sinnvoll 34

ZUCHTWERT:
Er bleibt eine reine Schätzung 38

THERAPIE:
Die Ausprägung der Krankheit hängt von individuellen Faktoren ab 44

THERAPIE:
Was heißt eigentlich konservativ? 47

THERAPIE:
Was dem einen hilft, kann dem anderen schaden 50

NSAIDS:
Schmerzen? Das muss nicht sein 57

NSAIDS:
Auch Kombis sind möglich 62

NSAIDS:
Verschiedene Wege zum Erfolg 67

INTERVIEW :
Chiropraktik-Fortbildung für Tierärzte macht Sinn 69

THERAPIE:
Goldakupunktur: Fundierte Ausbildung ist ein Muss 76

THERAPIE:
Hilfe bei HD und Arthrose 83

THERAPIE:
Schmerzen lindern mit den Kräften der Natur 86

THERAPIE:
TTouch - Kreisende Bewegungen helfen gegen Schmerz 96

SERVICE:
Glossar 99

SERVICE:
Literaturtipps 103

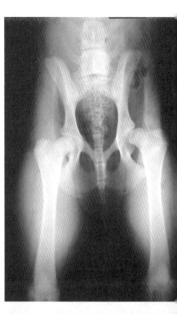
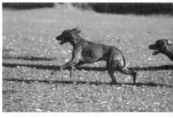
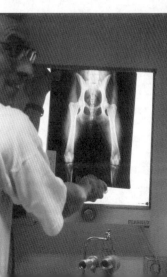

Einführung | Hüftgelenksdysplasie

Der Aufbau des Gelenks

Die Veterinärmedizin (Tiermedizin) beschäftigt sich seit 1935 mit dem Krankheitskomplex Hüftgelenksdysplasie (HD). Auch wenn Züchter bemüht sind, diese Erkrankung durch sorgfältige Anpaarung zu vermeiden, stellt sie nach wie vor zahlreiche Hundehalter und Tierärzte vor die Herausforderung, herauszufinden wie man diese Erkrankung behandelt und wie man mit den betroffenen Tieren umgeht. Dabei ist es für den Besitzer erst einmal wichtig zu verstehen, was ein an HD erkranktes Gelenk von einem gesunden unterscheidet. Erst dann kann in einem weiteren Schritt mit dem Tierarzt überlegt werden, was zu tun ist, um dem Hund ein beschwerdefreies Weiterleben zu ermöglichen.

Das Wort „Dysplasie" kommt aus dem Griechischen und bedeutet übersetzt „schlechte Form". Somit bezeichnet man mit HD im Allgemeinen eine Fehlbildung des Hüftgelenks, die bei betroffenen Hunden meistens beidseitig auftritt. Um diesen Fehler zu erkennen, muss man die Funktionsweise eines gesunden Gelenks verstehen: Ganz allgemein verbinden Gelenke Knochen, die selbst unbeweglich sind, flexibel miteinander und ermöglichen so bestimmte Bewegungsabläufe. Das Hüftgelenk verbindet die beiden Hinterbeine mit dem Rumpf des Tieres. Dadurch kann ein Hund seine Hinterbeine bewegen, laufen und springen. Ohne Gelenk wäre das nicht möglich - mit schadhaftem nur eingeschränkt. Im Bereich des Gelenks sind die Knochen von Knorpel umgeben. Weil Knorpel druckelastisch ist, fungiert er als Puffer, der Zug- und Druckkräfte abdämpft.

Ein Kugelgelenk

Das Hüftgelenk ist ein Kugelgelenk - somit lässt es sich prinzipiell in alle

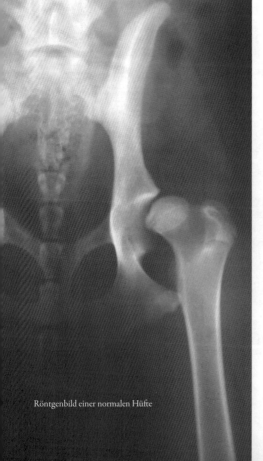

Röntgenbild einer normalen Hüfte

Hüftgelenksdysplasie | Einführung

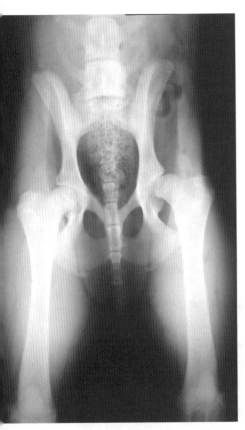

Dieses Röntgenbild zeigt eine Hüfte mit HD.

Da Knorpel selbst keine Gefäße enthält, wird er von dieser Synovia ernährt. Sie hat also eine doppelte Funktion. Die Kapsel schirmt das empfindliche Gelenk vor der Außenwelt ab und verhindert Entzündungen, die durch eindringende Erreger verursacht werden können.

Bänder und Muskeln

Allerdings könnte das Gelenk ohne die entsprechende Muskulatur nicht bewegt werden. Gleichzeitig sorgt diese auch für die nötige Stabilität, beim Hüftgelenk betrifft dies hauptsächlich die Hüft- und Kruppenmuskulatur, die Muskulatur der Hinterbacken und der Oberschenkel. Ohne Bänder und Muskeln wäre ein Gelenk also instabil und könnte nicht bewegt werden. Gleichzeitig verhindert die Muskulatur eine unkontrollierbare Bewegung der Hinterbeine - sie lenkt die Beweglichkeit des Gelenks in geordnete Bahnen.

Voraussetzung dafür ist aber die perfekte Passform von Oberschenkelkopf und Hüftgelenkpfanne. Die Kugel wird von ihr zu etwa zwei Dritteln umschlossen. Das sie umgebende Band und die Gelenkkapsel sitzen straff, die Muskulatur weist eine normale Spannung auf. Liegt eine HD vor, gibt es verschiedene Ursachen für die Probleme: Häufig ist die Passform nicht optimal, der Fermurkopf liegt nicht exakt in der Hüftpfanne. Diese kann entweder zu groß oder zu flach ausgebildet sein. Es kommt aber auch vor, dass der Kopf eine veränderte

Richtungen bewegen. Der Oberschenkelkopf (Fermurkopf) sieht aus wie eine Kugel, die exakt passend in der Hüftgelenkspfanne liegt. Zwischen beiden liegt der Gelenkspalt, durch den ein Band läuft, das die beiden Knochen miteinander verbindet. Natürlich muss jedes Gelenk geschmiert werden. Dazu dient die Gelenkkapsel, die beide Knochen im Gelenk umgibt und mit einer Schmiere, der so genannten Synovia, gefüllt ist.

Hüftgelenksdysplasie

Größe aufweist. In beiden Fällen sitzt das Gelenk zu locker und greift nicht perfekt ineinander.

Große Bandbreite

Es gibt auch Formen von HD, bei denen Kopf und Pfanne korrekt ausgebildet sind, der Gelenkspalt aber zu weit ist. Ursache hierfür können eine zu schwache Muskelspannung, ein lockeres Band oder eine lose Gelenkkapsel sein. Dabei sind die Grade der Schwere sehr unterschiedlich: Das Spektrum reicht von einem beinahe gesunden Gelenk ohne Probleme bis hin zu einem überhaupt nicht mehr in der Hüftgelenkpfanne sitzenden Fermurkopf, also einer kompletten Ausrenkung des Gelenks. Begleitet wird eine HD oft von sekundären Folgeerkrankungen, bei denen Knorpelschäden und Knochenzubildungen zu Entzündungen im Gelenk und damit verbundenen, starken Schmerzen führen können.

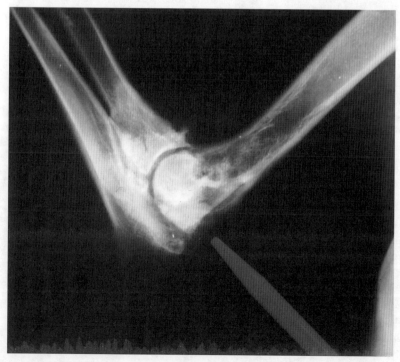

Auch am Ellenbogengelenk können Dysplasien auftreten.

Geerbt, aber eigentlich nicht angeboren | **Ursachen**

Wie entsteht HD?

Auch wenn Mediziner über die genauen Ursachen der Hüftgelenksdysplasie (HD) nach wie vor streiten - einig sind sie sich zumindest darin, dass diese Krankheit genetisch bedingt ist. Sie wird von den Elterntieren an ihre Nachkommen weiter gegeben. Allerdings ist ihr Auftreten deshalb nicht angeboren. Weil es sich um eine Erbkrankheit handelt, besteht für die Nachkommen von betroffenen Tieren zwar ein erhöhtes Risiko, ebenfalls an HD zu erkranken. Das muss aber nicht zwangsläufig der Fall sein. Um das zu verstehen, ist ein kurzer Ausflug in die Genetik erforderlich, der im nächsten Kapitel noch intensiviert wird.

Die Erbanlagen werden durch Gene von den Eltern an die Nachkommen weiter gegeben. Manchmal wird die Ausprägung bestimmter Merkmale bereits von einem Gen bestimmt, allerdings nicht immer. Damit ein Tier an HD erkrankt, reicht die Weitergabe von nur einem einzelnen defekten Gen nicht aus. Erst die Kombination von verschiedenen Genen kann zu einer Erkrankung führen, sie muss es aber nicht. So kann es passieren, dass eine gesunde Hündin und ein erkrankter Rüde einen Wurf haben, indem es kranke und gesunde Tiere gibt. Trotzdem tragen auch die gesunden Welpen die Veranlagung in sich und können diese dann an ihre Nachkommen weitergeben.

Unberechenbar

Auch wenn beide Elterntiere keine Anzeichen von HD zeigen, können ihre Welpen erkranken. Umgekehrt ist ein gesunder Wurf möglich, obwohl Hündin und Rüde eine schwere Form der Hüftgelenksdysplasie aufweisen. Dabei können durchaus unterschiedliche Krankheitsgrade bei den Welpen auftreten. Es kommt eben auf die Kombination der Gene an. Die zeigt sich erst bei den Nachkommen. Allerdings ist das Risiko höher, kranke Welpen zu zeugen, wenn beide Elterntiere Hüftgelenksdysplasie haben. Deshalb ist es für Züchter wichtig, eine mögliche Veranlagung vom Tierarzt ausschließen zu lassen.

Umwelteinflüsse

Wie bereits oben angedeutet, handelt es sich bei der HD nicht um eine bereits bei der Geburt ausgeprägte Erkrankung.

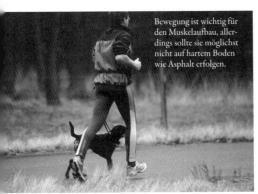

Bewegung ist wichtig für den Muskelaufbau, allerdings sollte sie möglichst nicht auf hartem Boden wie Asphalt erfolgen.

| Ursachen | Geerbt, aber eigentlich nicht angeboren |

Teufelskreis HD

- HD wird von den Elterntieren vererbt.
- Das Auftreten der Krankheit ist nicht angeboren.
- Umweltfaktoren spielen eine starke Rolle.
- Umwelt und Veranlagung führen zu einer Fehlbildung im Hüftgelenk.
- Die Gelenkpfanne flacht ab.
- Gefahr der Auskugelung (Luxation).
- Fehlbelastungen im Gelenk.
- Ältere Tiere erkranken oft an Arthrose.
- Das Gelenk entzündet sich und verknöchert.
- Ein fortschreitender Prozess beginnt.

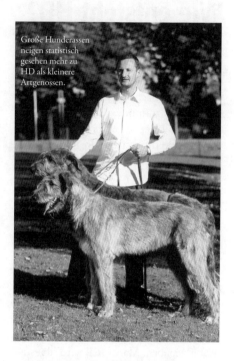

Große Hunderassen neigen statistisch gesehen mehr zu HD als kleinere Artgenossen.

Sie entwickelt sich erst im Laufe des Wachstums. Das liegt daran, dass zum Zeitpunkt der Geburt das Skelett noch nicht voll entwickelt ist. Ein Welpe, der von seinen Eltern die Veranlagung zur klassischen HD geerbt hat, kommt also erst einmal völlig gesund, das heißt ohne sichtbare Anzeichen, zur Welt. Erst während des Wachstums entwickelt sich die Krankheit. Somit üben die Umweltbedingungen einen wesentlichen Einfluss auf eine mögliche Erkrankung aus. Erst die Kombination von Veranlagung und äußerlichen Faktoren bestimmen die Ausprägung und den Grad einer Hüftgelenksdysplasie. An erster Stelle muss man hier die Ernährung und die körperliche Belastung erwähnen.

Allerdings: Ein Welpe, der von seinen Eltern keinerlei Veranlagung geerbt hat, wird niemals aufgrund von ungünstigen Umweltbedingungen an einer HD erkranken. Dennoch sollte man die Bedeutung dieser Faktoren nicht unterschätzen, schließlich hat man sie doch selbst zu großen Teilen in der Hand. Die genetisch bedingten Anlagen können sich nur soweit ausbilden, wie der Einfluss der Umwelt es zulässt. Das Zusammenspiel von Umwelt und Erbgang sollte man aber unbedingt verstehen, weil damit klar wird, warum ein Hund, der keine Anzeichen von Erkrankung aufweist, dennoch die Veranlagung dazu in sich trägt - und weiter gibt, sobald er zur Zucht eingesetzt wird.

Geerbt, aber eigentlich nicht angeboren — Ursachen

Ein Teufelskreis

Die Hüftgelenksdysplasie bildet sich demnach erst im Laufe des Wachstums aus. Wesentlicher Grund hierfür ist die Struktur des Welpenskeletts: Bei der Geburt ist die knöcherne Struktur des Skeletts noch nicht vollkommen ausgebildet, sondern weist zahlreiche knorpelige Abschnitte auf. Diese werden erst später durch Knochen ersetzt. Das trifft vor allem auf die Wachstumsfugen zu. Der Name ist Programm - sie ermöglichen später das Wachstum des ausgebildeten Knochens. Sowohl das Becken mit der Hüftgelenkspfanne als auch der Oberschenkel mit dem Oberschenkelkopf sind bei der Geburt noch nicht fertig entwickelt. Um sich richtig ausbilden zu können, beeinflussen sie sich gegenseitig. Der Oberschenkelkopf wächst dabei auf die Hüftgelenkpfanne zu. Man geht davon aus, dass er einen entsprechenden Reiz auf die Pfanne ausübt, durch die erst ein perfekt passendes Gelenk ermöglicht wird.

Sobald das Gelenk locker und damit instabil ist, kann der Oberschenkelkopf nicht mehr seinen formgebenden Reiz ausüben. Durch ungleichmäßige Belastung auf die Gelenkpfanne, werden die knöchernen Ausbildungen ungünstig beeinflusst. Die große Gefahr hierbei: Zu starker Druck flacht bestimmte Bereiche ab. Das gilt in besonderem Maße für die Ränder der Gelenkpfannen. Durch falsche Reize wird hier das Wachstum

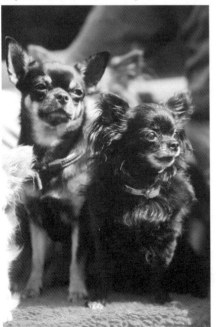

Kleine Hunderassen leiden seltener an HD, dafür aber mehr an anderen Erkrankungen des Bewegungsapparates wie zum Beispiel der Patellaluxation (Verrenkung der Kniescheibe).

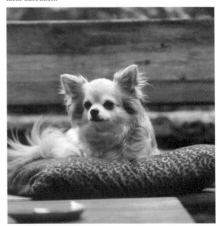

Wird der Hund zu sehr geschont, kann er keine Stützmuskulatur aufbauen.

| Ursachen | Geerbt, aber eigentlich nicht angeboren |

gehemmt und ein richtiger Schluss der Pfanne um den Oberschenkelkopf verhindert. In der Folge lockert sich der Oberschenkelkopf immer mehr, der Druck auf die Ränder steigert sich - ein Teufelskreis beginnt.

Eigentlich soll der Druck in die Tiefe der Pfanne gehen, damit sich diese vernünftig und passend um den Oberschenkelkopf bilden kann. Jetzt aber wird die Pfanne immer flacher, der Kopf tritt mehr und mehr aus dem Gelenk heraus. In der Tiermedizin bezeichnet man dies als Subluxation, oder, falls der Kopf gar nicht mehr in der Pfanne liegt, als Luxation. Aber nicht nur ein lockeres Gelenk verursacht Fehlentwicklungen, auch ein zu kleiner Gelenkkopf oder eine falsche Winkelung üben Reize an Stellen aus, wo sie für eine normale Gelenkbildung nicht erwünscht sind.

Aufzuchtbedingungen

Wie lassen sich nun die Umweltfaktoren beeinflussen, damit - unabhängig von der genetischen Veranlagung - möglichst keine Erkrankung auftritt? Zuerst einmal: Es ist richtig, dass größere Hunde anfälliger für HD sind. Das bedeutet aber nicht, dass Vertreter kleiner Rassen niemals erkranken. Vernünftige Haltungs- und Aufzuchtbedingungen sind wichtig, egal wie groß die Tiere sind. Natürlich ist ein schnell wachsendes Skelett anfälliger für eine mögliche Erkrankung. Aber auch die Bewegung spielt eine große Rolle. Welpen,

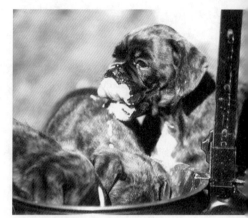

Auch die Ernährung nimmt Einfluss auf die Entstehung von HD. Ausgewogen und vor allem nicht allzu üppig sollte sie sein.

die überanstrengt werden, zeigen bei entsprechender genetischer Veranlagung eher Krankheitssymptome (sowohl im Gangbild als auch auf Röntgenbildern) als solche, die geschont werden.

Der Umkehrschluss ist allerdings auch nicht ideal: Für ein funktionierendes

HD ist unter Umständen bereits beim Welpen veranlagt, muss deshalb aber nicht unbedingt als Erkrankung in Erscheinung treten.

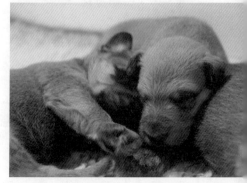

Geerbt, aber eigentlich nicht angeboren — Ursachen

Worauf man achten sollte

- Hunde aller Größen können betroffen sein.
- Schnelles Wachstum fördert HD.
- Daher keine übertriebene Fütterung.
- Fütterung mit dem Tierarzt absprechen.
- Keine übermäßige Belastung.
- Aber: Muskulatur muss aufgebaut werden.
- Daher: Welpen nicht „in Watte packen".

Gelenk ist eine entsprechend gut ausgebildete Muskulatur erforderlich. Nur die drückt das Gelenk zusammen und sorgt für entsprechende Reize. Muskeln trainiert aber kein Hund, indem er im Körbchen sitzt. Ein gesundes Mittelmaß ist wie so oft die beste Lösung. Weder sollte man einen Welpen stundenlang hinter einem Stock herjagen, noch neben dem Fahrrad herlaufen lassen, noch sollte er zu sehr geschont werden.

Ernährung

Auch mit der richtigen Ernährung kann man das Risiko einer schweren Hüftgelenksdysplasie senken. Wer seinem in der Entwicklung befindlichen Vierbeiner ständig Futter zur freien Verfügung anbietet, fördert damit ein schnelles Wachstum. Wie oben angesprochen, wird so die Entwicklung der HD begünstigt. Das gilt auch für ein Überangebot an energiereichem Futter, das zudem noch Eiweiß und Kalzium in hohen Mengen beinhaltet (wobei auch das Verhältnis von Kalzium zu Phosphor zu beachten ist). Am Besten fragt man seinen Tierarzt nach der optimalen Ernährung.

Verschleiß

Leider ist die falsche oder vielmehr nicht vorhandene Passform zwischen

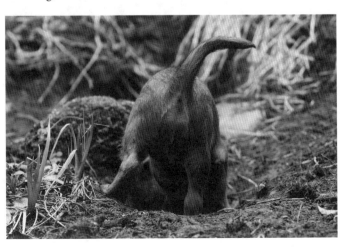

Dem Alter angepasste Bewegung ist die beste Voraussetzung, um einen gesunden Bewegungsapparat zu entwickeln.

Ursachen | Geerbt, aber eigentlich nicht angeboren

Gelenkpfanne und Oberschenkelkopf nicht das einzige Problem der Hüftgelenksdysplasie. Während bei jungen Hunden die Gefahr einer teilweisen (Subluxation) oder vollständigen (Luxation) Auskugelung des Gelenks besteht, treten bei älteren Tieren zudem noch Verschleißerscheinungen auf. Diese resultieren aus einer Fehlbelastung des Gelenks, bei der punktueller Druck ausgeübt wird. Wer schon einmal vor dem Fernseher eingeschlafen ist und dabei auf der Fernbedienung gelegen hat, versteht das Problem sofort: Im Normalfall verteilt sich das Gewicht beim Liegen gleichmäßig auf den ganzen Körper, Schmerzen entstehen dabei keine. Ganz anders verhält sich das, wenn ein Gegenstand, in diesem Fall die Fernbedienung, in den Rücken sticht: Der punktuelle Druck verursacht Schmerzen und bei längerer Dauer auch Veränderungen im Gewebe, die sich zumindest als Rötung der Haut zeigen.

Bei einem „schlecht passenden" Gelenk ist das nicht anders. Dauerhafte Fehlbelastung führen zu einer Auffaserung und Abnutzung des Gelenkknorpels, der gefürchteten Arthrose. Ständig falscher Druck und Reibung bewegen einzelne Knorpelstücke, die in Folge dessen zu einer Entzündung der Gelenkkapsel führen können. Der Körper versucht diesen negativen Reizen durch Verknöcherung entgegen zu wirken. Das Gewebe der Gelenkkapsel verändert sich in der Folge in seinem Aufbau. Das ist der Beginn einer so genannten degenerativen Erkrankung, die ständig weiter fortschreitet, wenn man sie nicht behandelt.

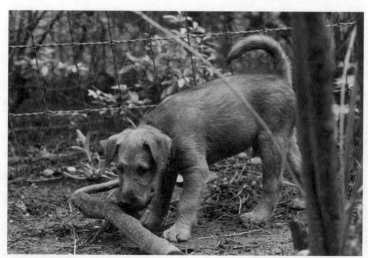

Stöckchenspiele sind nicht zu empfehlen, weil sie ungünstige Bewegungsabläufe begünstigen können.

Anlage und Umwelt | **Genetik**

Züchter müssen selektieren

Zwei Faktoren bestimmen HD-Erkrankungen: Einmal die genetische Disposition durch die Elterntiere, zum anderen die Umwelteinflüsse, unter denen der Welpe aufwächst. Eine Hüftgelenksdysplasie ist nicht angeboren, sie bildet sich je nach Art der Aufzucht in unterschiedlichen Graden aus. Im Idealfall haben die Elterntiere keine „schlechten" Gene, die sie an ihre Nachkommen weiter geben könnten. Ohne erbliche Vorbelastung bildet sich schließlich keine HD aus. Hier ist der Züchter gefordert, entsprechende Maßnahmen in seinem Zwinger zu ergreifen. Liegt dagegen eine erbliche Veranlagung vor, kann der Halter durch optimale Aufzuchtbedingungen dafür sorgen, dass sein Vierbeiner eine möglichst gering ausgeprägte HD entwickelt, die keine klinischen Symptome zeigt. Doch dazu später. Nun steht erst einmal nochmal die Genetik im Vordergrund.

Die Hüftgelenksdysplasie bildet sich unterschiedlich aus. Genetiker nennen das „phänotypische Varianz". Das äußerliche Erscheinungsbild und die funktionalen Eigenschaften eines Lebewesens werden als „Phänotyp" bezeichnet. Dieser wird durch den Genotypus und die Umwelteinflüsse geprägt. Darum bildet sich eine HD je nach genetischer Disposition der Elterntiere und der Aufzuchtbedingungen unterschiedlich aus. Jeder Züchter betreibt, gewollt oder ungewollt, Selektion auf genetischer Ebene.

Er möchte die erblich bedingten An-

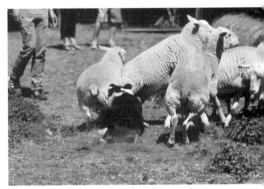

Bei der Hütearbeit braucht der Hund eine kerngesunde Hüfte.

teile der HD bekämpfen und möglichst gesunde Welpen erzeugen. Die meisten Verbände schreiben eine entsprechende Untersuchung der Hunde, die in der Zucht eingesetzt werden sollen, vor. Eigentlich sollte es also in kürzester Zeit möglich sein, sämtliche Zwinger hüftgelenksdysplasiefrei zu bekommen. Ganz so einfach ist es aber nicht. Verschiedene Faktoren erschweren die Selektion auf gesunde Tiere.

Polygener Erbgang

Die Hüftgelenksdysplasie vererbt sich polygen. Das bedeutet, dass ihre Merkmale nicht durch ein einzelnes Gen weiter gegeben werden, sondern durch eine Vielzahl von Genen. Das schränkt den züchterischen Einfluss natürlich ganz erheblich ein. Wäre ein einzelnes

Genetik

Anlage und Umwelt

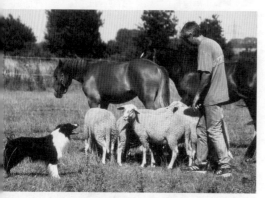

Züchter von Arbeitshunderassen selektieren ihre Hunde kompromisslos nach dem Leistungsprinzip – der Gesundheit kommt es zugute.

Kinder vererben.

Kreuzt man solche Elterntiere miteinander, sind verschiedene Konstellationen denkbar: Genomisch und phänotypisch gesunde Welpen können genauso geboren werden, wie genomisch gesunde und phänotypisch kranke und umgekehrt. Nichts anderes beschreiben die Mendelschen Spaltungsregeln, die Mendel anhand von Kreuzungen verschiedener Erbsenpflanzen aufgestellt hat. Die Hüftgelenksdysplasie vererbt sich jedoch polygen: Ihre Merkmale werden kombiniert und auf verschiedene Gene verteilt. Aus diesem Grund ist die HD auch heute noch ein ernst zu nehmendes Problem in der Rassehund-, aber auch innerhalb der Mischlingszucht.

Gen verantwortlich, könnten betroffene Elterntiere relativ schnell erkannt und aus der Zucht genommen werden. Damit bei einem einfachen Erbgang die Nachkommen Hüftgelenksdysplasie haben, benötigen sie dafür von beiden Elterntieren Informationen.

Diese werden mittels dominanter (stärkerer) und rezessiver (schwächerer) Gene weiter gereicht. Angenommen, die HD tritt nur auf, wenn zwei rezessive Gene (hh) in einem Lebewesen zusammenkommen. Ein betroffener Welpe erbt dann von seinen Eltern jeweils ein „h" und hätte phänotypisch erkennbar eine Hüftgelenksdysplasie. Dementsprechend weisen gesunde Eltern ein dominantes Genom (HH) auf, das sie an ihre Nachkommen weiter geben. Wohl bemerkt: Ihr Genotyp muss gesund sein. Wie schon erwähnt, können Tiere, deren Phänotyp keinerlei Auffälligkeiten zeigt, trotzdem kranke Gene haben und an ihre

Schönheit oder Leistung?

Warum eigentlich? Wenn man geno- und phänotypisch gesunde Tiere miteinander paart, müsste man das Pro-

Rassehunde, die erfolgreich ausgestellt werden, müssen nicht unbedingt eine gesunde Hüfte haben.

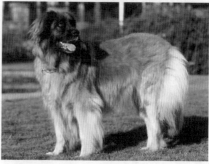

| Anlage und Umwelt | Genetik |

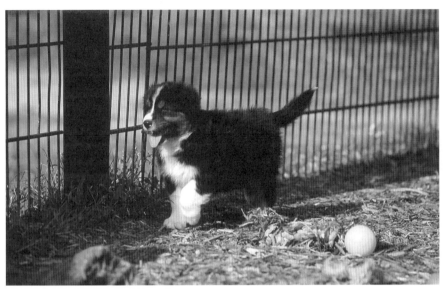

Um eine definitive Aussage über den HD-Status eines Hundes machen zu können, müssen auch seine Nachkommen auf HD untersucht werden.

Arbeitshunde mögen manchmal nicht dem Rassestandard entsprechen, dafür weisen sie meistens keine körperlichen Mängel auf, die die Leistung beeinflussen.

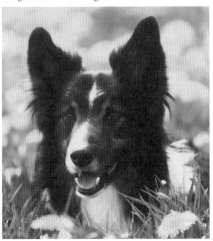

blem doch aus der Welt schaffen können, oder? Würde man nur darauf selektieren, gäbe es die HD wohl auch nicht mehr. Aber gerade in der Rassezucht spielen rassetypische Standards eine große Rolle. Da bestimmte Rassen auch andere Funktionsstörungen gehäuft aufweisen, diskutiert man schon lange darüber, ob die einseitige Selektion auf Rassestandards Krankheiten wie HD fördert. Während sich in der freien Natur nur die gesündesten Tiere fortpflanzen können, treten in der vom Menschen gesteuerten Zucht gesundheitliche und leistungsbezogene Merkmale häufig gegenüber Aspekten wie der richtigen Fellfarbe, der Größe des Tieres und seiner Kopfform zurück.

Wer dagegen einen Gebrauchshund züchtet, wird auf solche Äußerlichkeiten im Allgemeinen weniger Wert legen.

Genetik — Anlage und Umwelt

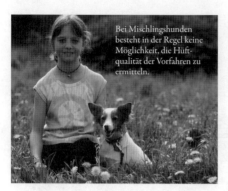

Bei Mischlingshunden besteht in der Regel keine Möglichkeit, die Hüftqualität der Vorfahren zu ermitteln.

Welcher Schäfer kann es sich schon leisten, seine Heidschnucken zu verlieren, nur weil sein Hund Skelettprobleme hat und seine Aufgabe nicht erfüllen kann? Aber auch hier kommt es immer wieder zu Fällen von HD, weshalb man nicht davon ausgehen kann, dass „Schönheitszuchten" allein für ihre Entstehung verantwortlich sind. Generell ist es aufgrund des polygenen Erbgangs schwierig, die Vererber der Hüftgelenksdysplasie auszuschließen. Die Heritabilität, mit der man die Erblichkeit eines Merkmals bezeichnet (in Werten von 0 bis 1), wird hier mit 0,2 bis 0,6 angegeben.

Massenselektion

Das Risiko einer erkrankten Hündin, die entsprechenden Gene an ihre Nachkommen weiterzugeben, ist größer, als bei einem gesunden Tier. Natürlich steigt die Wahrscheinlichkeit noch, wenn der Partner ebenfalls unter HD leidet. Um hier Abhilfe zu schaffen, nimmt man eine Massenselektion vor. Ein Tier wird nur nach vorhergehender Beurteilung seines Zustandes als zuchttauglich erklärt. Dazu sind Röntgenaufnahmen erforderlich, die nach bestimmten Standards aufgenommen werden. Diese werden an fest gelegte Zentren geschickt, damit es zu möglichst objektiven Aussagen kommen kann. Dort dürfen nur bestimmte Ärzte die Beurteilung anhand der Aufnahmen vornehmen. Wenn das so ist, warum gibt es dann noch Probleme?

Was heißt zuchttauglich?

Schwierigkeiten bereitet einmal die Frage, welcher Grad der Hüftgelenksdysplasie eine Zulassung erlaubt. Aus medizinischer Sicht kann als Antwort natürlich nur der Befund „HD-frei" gegeben werden. Doch es gibt hier Unterschiede zwischen den einzelnen Rassehundeverbänden. Nun ließe sich dieses Problem vielleicht noch in den Griff bekommen. Jedoch können aber auch Tiere, die röntgenologisch unauffällig, also phänotypisch gesund sind, die entsprechenden Merkmale in sich tragen und ihren Nachkommen vererben. Mit der Massenselektion löst man dieses Problem also nicht.

Nachkommenprüfung

Um die verantwortlichen Gene zu enttarnen, bedarf es der Nachkommen-

Anlage und Umwelt | Genetik

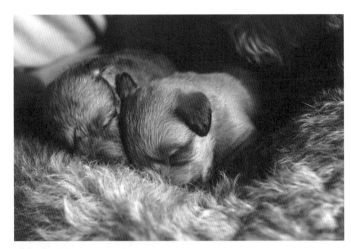

Die Hüftgelenksdysplasie vererbt sich polygen. Das heißt, dass ein Welpe nur die Veranlagung dafür erben kann, wenn er von seinen Eltern eine Vielzahl entsprechender Gene geerbt hat.

prüfung. Elterntiere, die HD-frei sind, werden aufgrund einer Röntgenuntersuchung ihrer Nachkommen erneut bewertet. Da Vater und Mutter jeweils zur Hälfte ihre Gene an die Welpen weiter geben, liefert diese Diagnose Rückschlüsse über eine mögliche Trägerschaft der Eltern. Im Idealfall erhält man so eine Ahnentafel, auf der Kinder, Eltern, Großeltern und Geschwister mit einer möglichen Hüftgelenksdysplasie verzeichnet sind. Nur wenn der gesamte Stammbaum HD-frei ist, sollte die Nachzucht zur Zucht eingesetzt werden.

Aber hier stößt man wieder auf das eingangs erwähnte Problem: Keine Zucht selektiert nur nach Kriterien, die eine HD ausschließen. Jede Rasse hat ihren Standard, der selten perfekt in einem Tier zum Ausdruck kommt. Deshalb gibt es immer wieder Kompromisse. So kann ein gesundes Tier, das nicht dem Standard entspricht, ausgeschlossen werden, während ein leichter Grad von HD bei gleichzeitigen optimalen Rassemerkmalen durchaus in die Zucht mit hinein genommen wird. Nicht zu vergessen die Rassen, bei denen eine Hüftgelenksdysplasie weit verbreitet ist. Hier würde der völlige Ausschluss zu einer Verengung des Genpools mit anderen negativen Folgen bis hin zum Aussterben führen.

Es wird ersichtlich, dass der verantwortungsbewusste und gewissenhafte Züchter gefragt ist, um Erkrankungen wie die HD zu bekämpfen. Aber auch Halter, die bei ihrem Vierbeiner eine Röntgenuntersuchung durchführen lassen, sollten das Ergebnis auf jeden Fall ihrem Züchter miteilen. Natürlich ist es für sie bereits zu spät, züchterischen Einfluss auf ihr Tier zu nehmen. Aber sie haben die Möglichkeit, die Umweltfaktoren möglichst günstig zu beeinflussen, um es gar nicht erst zu klinischen Symptomen, also solchen, die man tatsächlich sieht, kommen zu lassen.

Diagnose — Unverkennbar? Weit gefehlt!

Diese Symptome sprechen für HD

Genetische Faktoren und Umwelteinflüsse bestimmen die Ausprägung und den Grad der Hüftgelenksdysplasie. Daher zeigt nicht jeder Hund, bei dem der Tierarzt HD diagnostiziert hat, Anzeichen einer Erkrankung. Die Symptome sind äußerst vielfältig, da auch das Krankheitsbild sehr unterschiedlich sein kann. Generell handelt es sich aber um einen Defekt im Hüftgelenk, der die potenzielle Gefahr einer Beeinträchtigung im Bewegungsapparat des Hundes in sich birgt.

Sobald man bestimmte Krankheitsanzeichen erkennen kann, spricht der Mediziner von klinischen Symptomen Diese können sowohl bei jungen Hunden als auch bei älteren Tieren auftreten. Dabei ist ihre Bandbreite sehr groß und erfordert eine genaue Beobachtungsgabe, kombiniert mit dem nötigen Fachwissen.

Vor allem ist es wichtig zu wissen, ob die klinischen Symptome durch die HD selbst hervorgerufen werden oder auf eine sekundäre, degenerative Erkrankung wie Arthrose zurückzuführen sind.

Allerdings reichen die klinischen Symptome alleine für eine genaue Diagnose nicht aus, da sie auch bei einer Vielzahl anderer Krankheitsbilder auf-

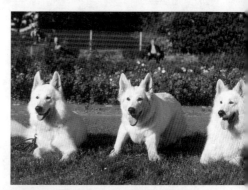

Probleme beim Aufstehen können ein Anzeichen für Hüftprobleme sein.

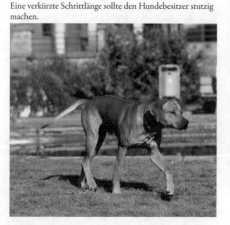

Eine verkürzte Schrittlänge sollte den Hundebesitzer stutzig machen.

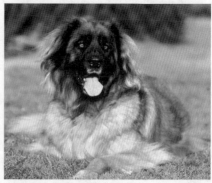

Keine Lust zu spielen und vielleicht auch noch wetterfühlig? Dann sollte sicherheitshalber einmal die Hüfte untersucht werden.

Unverkennbar? Weit gefehlt! | Diagnose

treten können. Röntgenaufnahmen sind daher unerlässlich, um die befürchtete Hüftgelenksdysplasie bestätigen zu können. Die darauf folgende Behandlung sollte sich nicht nur an diesen Aufnahmen ausrichten, sondern tatsächlich auch an den Auffälligkeiten, die Besitzer und Tierarzt festgestellt haben. Vor diesem Hintergrund sollte jeder Hundebesitzer eine genaue Kenntnis der möglichen Symptome haben. Schließlich ist eine frühzeitige Behandlung der Schlüssel zu einem beschwerdefreien Hundeleben. Allerdings sollte man sich vor Augen halten, dass eine HD nur verbessert, aber nicht vollständig geheilt werden kann.

Genau beobachten

Meist werden die Hundebesitzer durch eine Lahmheit ihrer Tiere aufmerksam, die aber höchst unterschiedlich ausfallen kann. Infolge der Schmerzen, die bei einer HD auftreten, fällt

Akute und Chronische Phase:

- Akute Phase im Alter zwischen fünf und acht Monaten
- Schwierigkeiten in der Bewegung, Empfindlichkeit der Hinterbeine
- Mit einem Jahr deutliche Besserung, Schmerzen verschwinden
- Übergang in die chronische Phase
- Ältere Hunde bekommen Arthrose als sekundäre Erkrankung
- Schmerzen durch Entzündungen in der Gelenkkapsel
- Sehr unterschiedliche Symptome

einigen Hunden das Aufstehen schwer, sie müssen sich erst warmlaufen. Manchmal kommt es zu einem leichten Nachziehen der Hinterbeine, in schweren Fällen sogar zu einer völligen Vermeidung der Belastung. Verkürzte Schrittlängen sind möglicherweise schwach ausgeprägt und schwer zu erkennen, sind aber viel-

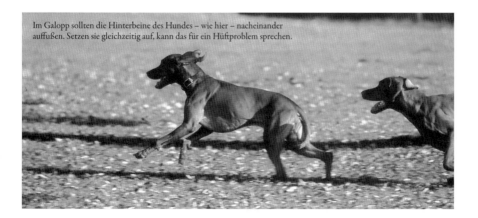

Im Galopp sollten die Hinterbeine des Hundes – wie hier – nacheinander auffußen. Setzen sie gleichzeitig auf, kann das für ein Hüftproblem sprechen.

Diagnose
Unverkennbar? Weit gefehlt!

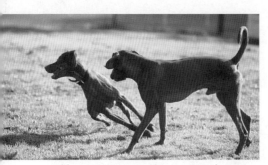

Solche extremen Bewegungen können nur Hunde mit gesunder Hüfte meistern.

leicht Anzeichen einer Hüftgelenksdysplasie. Manche Hunde versuchen auch, der Belastung, die ein schneller Schritt mit sich bringt, zu entgehen, indem sie frühzeitig antraben. Im Galopp lässt sich ein gleichzeitiges Auffußen der Hintergliedmaßen feststellen.

Wer zu Hause Fliesen oder Parkett hat, sieht seinen Vierbeiner häufig auf diesem glatten Untergrund ausgleiten. Viele Hundehalter konnten schon einmal vermehrtes Wackeln mit dem

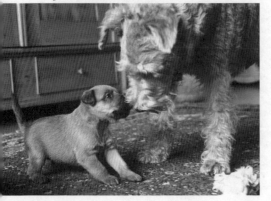

Das Bewegungsbedürfnis junger und alter Hunde ist nicht gut miteinander vereinbar.

Symptome bei HD:

- Lahmheiten können ganz unterschiedlich ausgeprägt sein.
- Verkürzte Schrittfolge
- Aufstehen macht Mühe, Tier muss sich erst einlaufen
- Leichtes Nachziehen der Hinterbeine.
- Frühes Antraben, um schnellen Schritt zu vermeiden.
- Gleichzeitiges Auffußen der Hinterbeine im Galopp.
- Ausrutschen auf glatter Oberfläche.
- Umfallen in der Kurve
- Wackeln des Hinterteils
- Treppensteigen erfolgt unwillig
- Beschwerden beim Springen
- Spielunlust
- Aggressivität sich selbst oder Menschen gegenüber
- Wetterfühligkeit

Hinterteil und Schwierigkeiten beim Treppensteigen beobachten. Sobald eine Vermeidungshaltung auftritt, sollte man hellhörig werden: Während sich einige Tiere nicht gerne hinlegen oder setzen, vermeiden andere langes Stehen. Starke Schmerzen können zu Aggressivität den Menschen oder auch sich selbst gegenüber führen (Autoaggression). Am besten man gewöhnt sich einen kritischen Blick für die Bewegungsabläufe seines Hundes an. Dann fallen Abweichungen, die krankheitsbedingt sein können, schneller auf.

Unverkennbar? Weit gefehlt! | Diagnose

Akute und chronische Phase

Wichtig für die Diagnose, aber auch für die spätere Behandlung, ist die Differenzierung der akuten und der chronischen Phase. Die akute Phase tritt meistens bei Jungtieren auf. Im Alter von fünf bis acht Monaten haben sie plötzlich Schwierigkeiten aufzustehen und sich zu bewegen. Auch eine Empfindlichkeit an den Hinterbeinen ist möglich. Häufig lassen diese Symptome im Alter von einem Jahr deutlich nach, die Schmerzen gehen zurück. Da bei älteren Tieren die Arthrose häufig als sekundäre Erkrankung auftritt, leiden sie vermehrt unter chronischen Schmerzen. Dabei muss nicht unbedingt eine akute Phase voraus gegangen sein. Es waren also vorher keine Symptome sichtbar. Meist wird man auf den chronischen Verlauf erst durch eine einsetzende Lahmheit aufmerksam.

Verursacht wird diese durch entzündliche Prozesse im Gelenk mit einhergehenden Schmerzen. Bei der Arthrose wird der Gelenkknorpel abgenutzt und geschädigt. Dort sitzen allerdings keine Schmerzrezeptoren. Der Hund bemerkt diesen Verschleiß erst einmal nicht. Allerdings kann es im Laufe des Prozesses zu Entzündungen in der Gelenkkapsel kommen. Hier empfindet das Tier sehr wohl Schmerzen und reagiert darauf höchst unterschiedlich. Manche Hunde bilden bestimmte Bewegungsmuster, um den Schmerz zu vermeiden,

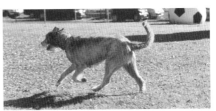
Frühzeitiges Antraben kann ein Versuch sein, der im Schritt schmerzenden Belastung der Hüfte zu entgehen.

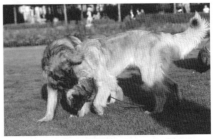
Erste Anzeichen für Hüftprobleme lassen sich oft beim ausgelassenen Spiel mit einem Artgenossen beobachten.

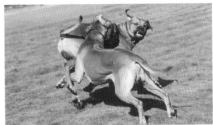
Plötzliches Aggressionsverhalten kann für Hüftbeschwerden sprechen.

ohne dass die Besitzer davon Notiz nehmen. Andere zeigen überhaupt keine klinischen Auffälligkeiten oder erst, nachdem sie beim Spielen mit Artgenossen plötzlichen Druck in der geschädigten Region verspürt haben. So unterschiedlich die einzelnen Symptome sind, sie können, müssen aber nicht auf eine Hüftgelenksdysplasie hinweisen.

Symptome weisen nicht immer auf HD hin

Für die Hüftgelenksdysplasie gibt es kein einheitliches, gleich bleibendes Krankheitsbild. Es gibt sogar zahlreiche andere Erkrankungen, die ähnliche Symptome aufweisen. Der Mediziner bezeichnet dies als mögliche Differenzialdiagnosen. Speziell bei jungen Hunden im Wachstum sind folgende, von der Symptomatik her an HD erinnernde Erkrankungen bekannt:

OSTEOCHONDROSIS DISSECANS (OCD)

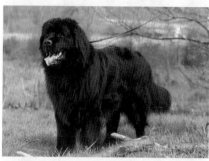

Bei dieser Knorpelerkrankung sind meistens das Knie- oder auch Sprunggelenk betroffen. Im wachsenden Knorpel kommt es zu einem Missverhältnis zwischen der Knorpeldicke und der darunter stattfindenden Verknöcherung. Die unteren Zellschichten werden nicht mehr ausreichend mit Nahrung versorgt und sterben ab. In der Folge kann sich Knorpel von seinem Untergrund ablösen. Die abgetrennte Knorpelschuppe und der darunter liegende, veränderte Knochen verursachen Schmerzen, die zu einer Lahmheit führen. Eine Operation ist notwendig.

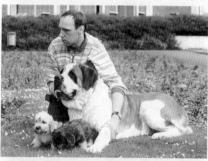

PANOSTITIS EOSINOPHILICA

Dabei handelt es sich um eine Entzündung des langen Röhrenknochens, die ebenfalls zur Lahmheit führt. In der Regel wird sie medikamentös behandelt.

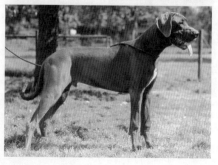

Bei großen Rassen wie Neufundländern, Bernhardinern und Deutschen Doggen wartet man mit der HD-Untersuchung bis zum Alter von anderthalb Jahren, weil erst dann das Skelett vollständig ausgebildet ist.

Zum Verwechseln ähnlich — Symptome

AVASKULÄRE FEMURKOPFNEKROSE

Wegen mangelnder Durchblutung kommt es zum Absterben knöcherner Zellen am Oberschenkelkopf (Femurkopf). Eine plötzliche Degeneration des Kopfes führt zu einem instabilen Hüftgelenk. Diese Erkrankung trifft überwiegend kleinere Hunde.

EPIPHYSIOLYSIS CAPITITIS FEMORIS

Im Bereich der Wachstumsfuge trennen sich Oberschenkelkopf und Oberschenkel.

PATELLALUXATION

Bei dieser Erkrankung springen die Kniescheiben zur Seite heraus; je nach Grad nur zeitweise oder ständig. Das Problem kann entweder angeboren sein oder durch einem plötzlichen Stoß hervorgerufen werden. Klinische Symptome zeigen sich in einem veränderten Bewegungsmuster mit teilweise hochgradigen Lahmheiten.

LUMBOSACRALE STENOSE

Dabei wird Druck auf das Rückenmark - vor allem durch Verengungen des Wirbelkanals oder Bandscheibenvorfälle - ausgeübt. Eine Abgrenzung zur Diagnose Hüftgelenksdysplasie erfolgt durch computertomografische

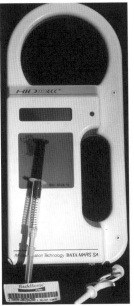

Mikrochips sorgen dafür, dass die Rötngenaufnahmen auch wirklich dem entsprechenden Hund zugeordnet werden können.

oder kernspintomografische Untersuchungen.

DEGENERATIVE MYELOPATHIE

Hierbei kommt es wegen einer langsamen Zerstörung von Strukturen im Rückenmark zu Lähmungen der Hinterbeine.

Wichtig: Diese Erkrankungen sind alle nicht auf die Hüftgelenksdysplasie zurück zu führen. Darüber hinaus kommen noch zahlreiche andere degenerative Gelenkerkrankungen vor, die in ihrer Symptomatik der HD ähneln. Gerade bei älteren Hunden sollte ein Besitzer auch an mögliche Tumorerkrankungen denken.

Symptome

Zum Verwechseln ähnlich

Mögliche andere Ursachen für Schmerzen und Lahmheiten – wie zum Beispiel ein Tumor – müssen bei einer Untersuchung ausgeschlossen werden.

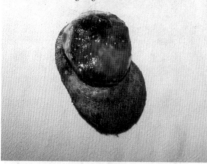

Diagnose

Klinische Symptome bestärken den Verdacht einer vorliegenden Hüftgelenksdysplasie. Diagnostizieren lässt sie sich damit aber nicht. Dazu bedarf es eines Röntgenbefundes. Auch ein vom Arzt provoziertes Geräusch im Gelenk gibt keinen sicheren Aufschluss über die Art der Erkrankung. Heute hat die Hüftgelenksdysplasie eine große Bedeutung für die Hundezucht. Um einheitliche Standards für eine Diagnose der HD zu schaffen, hat eine Kommission der Fédération Cynologique Internationale (FCI), deren Mitglied der Verband für das Deutsche Hundewesen (VDH) ist, bestimmte Positionen festgelegt, in denen der Hund geröntgt wird. So lassen sich die Bilder auch international untereinander vergleichen.

Das ist besonders wichtig, da versucht wird, durch züchterische Maßnahmen HD zu bekämpfen. Zahlreiche Verbände fordern einen Röntgenbefund an, der HD-Freiheit bestätigt, bevor ein Tier in der Zucht eingesetzt werden darf. Folglich sind auch die Kriterien, nach denen die Bilder ausgewertet werden, von der Kommission aufgestellt worden. Durch solche Standards wird die Chancen-Gleichheit in der internationalen Hundezucht voran getrieben.

Ganz wichtig ist der Zeitpunkt einer Röntgen-Diagnose, da HD, wie schon erwähnt, zwar genetisch bedingt aber eben nicht angeboren ist. Natürlich muss ein Hund geröntgt werden, sobald ein klinischer Befund vorliegt. Das kann in der Zucht mitunter schon zu spät sein. Vom züchterischen Gesichtspunkt aus, ist ein Röntgenbefund - unabhängig von klinischen Symptomen - dann erforderlich, wenn sich eine Hüftgelenksdysplasie entweder sicher nachweisen oder ausschließen lässt. Weil dazu ein fertig ausgebildetes Skelett nötig ist, schreiben die meisten Zuchtverbände ein Mindestalter von einem Jahr vor. Bei großen Rassen wie Neufundländer, Bernhardiner oder Deutscher Dogge wartet man sogar noch ein halbes Jahr länger.

Nur unter Narkose

Weil die Hüftgelenke möglichst symmetrisch abgebildet werden sollen, ist eine Rückenlagerung des Hundes vorgeschrieben, mit nach hinten ausgestreckten Beinen und nach innen gedrehten Oberschenkeln; eine Prozedur, die für das Tier unangenehm ist. Deshalb wird

Zum Verwechseln ähnlich — Symptome

eine Röntgenuntersuchung meist am narkotisierten Patienten vorgenommen. Ein weiterer Vorteil: Die Muskulatur erschlafft und erlaubt so eine bessere Beurteilung der Stabilität der Hüftgelenke. Zudem sollte man nicht vergessen, dass diese Untersuchung nur erfolgreich ist, wenn der Hund ruhig bleibt. Starke Bewegungen erfordern mehrmalige Aufnahmen und führen zu einer unnötigen Strahlenbelastung. In Deutschland ist eine Sedation bis zur Muskelerschlaffung daher vorgeschrieben.

Um die Aufnahmen zweifelsfrei zuordnen zu können, muss der jeweilige Patient entweder tätowiert oder gechipt sein. Um einen offiziellen HD-Befund zu erhalten, füllt der behandelnde Arzt noch einen Benachrichtigungsbogen aus, den er zusammen mit allen Bildern an eine der von den Zuchtverbänden benannten, zentralen Stellen schickt. Dort werden die Aufnahmen in der Regel auch archiviert. Da die unabhängigen Gutachter die spezifischen Rassemerkmale genau kennen, werten sie die Aufnahmen nach immer gleichen Kriterien aus. Jedes Gelenk wird einzeln bewertet, der schlechtere Befund bestimmt das Gesamtergebnis. Dabei gibt es fünf Gradeinteilungen der Hüftgelenksdysplasie:

Die Fünf Grade der HD

- kein Hinweis auf Hüftgelenksdysplasie-A
- fast normale Hüftgelenke-B
- leichte Hüftgelenksdysplasie-C
- mittlere Hüftgelenksdysplasie-D
- schwere Hüftgelenksdysplasie-E

Diese Einstufung gilt für Hunde zwischen dem ersten und zweiten Lebensjahr. Da mit zunehmendem Alter auch noch eine Arthrose hinzukommen kann, verschlechtert sich die Beurteilung. Bei jungen Hunden ist diese degenerative Erkrankung immer ein Anzeichen für eine Instabilität im Hüftgelenk. Daher erfolgt hier schon bei geringsten Anzeichen von Arthrose die Beurteilung „leichte Hüftgelenksdysplasie-C", unabhängig davon, ob tatsächlich eine HD vorliegt oder nicht.

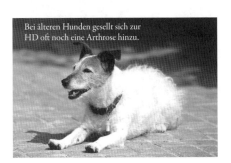

Bei älteren Hunden gesellt sich zur HD oft noch eine Arthrose hinzu.

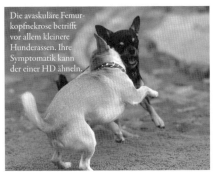

Die avaskuläre Femurkopfnekrose betrifft vor allem kleinere Hunderassen. Ihre Symptomatik kann der einer HD ähneln.

| Vorbeugen | Alles in Maßen |

Treppensteigen und Ballspiele sind Gift

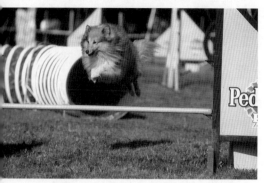

Agility ist eine große körperliche Belastung, mit der keinesfalls zu früh begonnen werden sollte.

ein Übermaß an Bewegung ungünstig auswirkt. Wenn möglich, sollte der junge Hund mit Gleichaltrigen spielen, da hier Temperament und vor allem Ausdauer ähnlich sind. Ein erwachsenes Tier hat viel mehr Kondition und verfügt über stärkere Kräfte als der Welpe. Eine Überforderung ist da schon vorprogrammiert. Kaum ein Junghund wird sich auf die Wiese setzen, wenn ihm die Belastung zu viel geworden ist, sein großer Freund aber noch weiter über das Grün tobt.

HD ist eine unerfreuliche Diagnose, aber man kann dem betroffenen Vierbeiner das Weiterleben zumindest so angenehm wie möglich machen. Maßnahmen, die getroffen werden können, hängen jedoch sehr stark von den individuellen Voraussetzungen des jeweiligen Hundes ab. Zum Glück ist eine Therapie nicht das einzige Mittel im Kampf gegen HD. Auch gezielte Vorbeugemaßnahmen können helfen, das Schlimmste zu verhindern.

Um es noch einmal zu betonen: Das Auftreten einer Hüftgelenksdysplasie ist nicht angeboren. Kein Welpe kommt mit dieser Erkrankung auf die Welt, allerdings mit der genetischen Veranlagung dazu, die er von seinen Eltern geerbt hat. Sein Körper ist noch nicht fertig ausgebildet und befindet sich im Wachstum. Das gilt auch und in besonderem Maße für die Gelenke. Diese sind noch nicht vollständig verknöchert, weshalb sich

Sozialkontakt ist wichtig

Von daher ist die Annahme, die Tiere würden das schon unter sich regeln und rechtzeitig einen Gang zurück schalten, ein Irrtum. Im Gegenteil: Jede Überanstrengung verursacht kleinste Verletzungen am Gelenk, so genannte Mikrotraumata. Wiederholen sich diese,

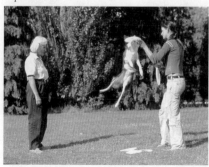

Auch beim Hunde-Frisbee werden die Gelenke des Hundes ganz schön strapaziert. Für HD-Patienten ist das nicht empfehlenswert.

Alles in Maßen | Vorbeugen

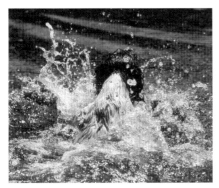

Im Wasser können Hunde ihre Muskulatur trainieren, ohne dass das eigene Körpergewicht die Gelenke belastet.

wenn zum Beispiel der Welpe auf einem langen Spaziergang mehrere Male mit erwachsenen Hunden tobt und dabei seine Grenzen überschreitet, kann es zu einer Gelenkkapselentzündung (Synovitis) mit vermehrter Bildung von Gelenkflüssigkeit kommen. Auch hier wird die Annahme „Viel ist gut" widerlegt: Nur ein dünner Film Gelenkschmiere führt zu einem Ansaugeffekt der Knochen, zuviel davon fördert eine Lockerung des Gelenks.

Das bedeutet nicht, dass man den Kontakt mit Artgenossen völlig vermeiden sollte. Im Gegenteil: Für die Ausbildung der Hundepersönlichkeit mit seinem arttypischen Sozialverhalten sind gerade in den ersten Lebensmonaten Spielgefährten unumgänglich. Aber bitte im richtigen Alter. Niemand bringt sein Kleinkind zu den Teenagern in den angesagten Club, sondern in den Kindergarten. Deshalb sind Welpengruppen, wie sie von vielen Hundeschulen angeboten werden, der richtige Ort dafür.

Nicht überlasten

Ausgedehnte Fahrradtouren sind ebenso ungeeignet wie stundenlange Spaziergänge. Gerade harter Untergrund ist denkbar ungeeignet, weil er die Gelenke doch in besonderem Maße beansprucht. Auch wenn es anfangs vielleicht nicht einsichtig ist: Wer sich seinen Vierbeiner als idealen Partner für sein ausgedehntes Lauftraining geholt hat, muss sich noch in Geduld üben. Nur wer die ersten Lebensmonate die Belastung langsam aufgebaut hat, wird in den darauf folgenden Jahren noch seine Freude am Laufpartner Hund haben.

Welpen kennen keine Grenzen. Wenn sie allzu sehr herumtoben, muss der Besitzer versuchen, ihr Temperament ein bisschen zu bremsen.

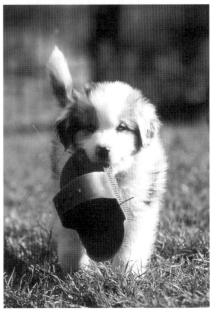

Vorbeugen | Alles in Maßen

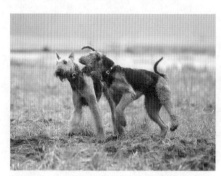

Bewegung auf weichem Boden ist viel gesünder für die Gelenke als Bewegung auf Asphalt.

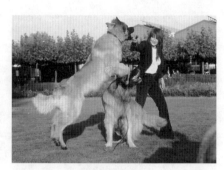

Nicht nur der Körper des Welpen ist im Alter von wenigen Wochen nicht vollständig ausgebildet, sondern auch seine Gelenke befinden sich noch im Wachstum. Übermäßig viel Bewegung sollte in dieser Phase vermieden werden.

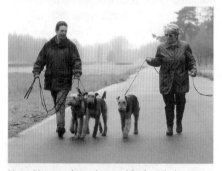

Harter Untergrund ist nicht gesund für die Gelenke eines Hundes. Vor allem dann nicht, wenn seine Hüfte vorbelastet ist. Ansonsten spricht natürlich nichts gegen einen Spaziergang auf der Straße.

Treppensteigen ist besonders für große, noch in der Entwicklung befindliche Hunde tabu. Gerade bei ihnen besteht noch die Gefahr eines zu schnellen Wachstums. Natürlich muss niemand seine Dogge bis zum ersten Lebensjahr auf den Armen tragen, schließlich gehört auch das Treppensteigen zur Erziehung dazu. Wer hat schon Lust, mit Rückenschaden durch das Leben zu gehen, weil der Vierbeiner nach den ersten zwölf Monaten nicht mehr einsehen wollte, warum er jetzt selbst hoch gehen soll? Auf gar keinen Fall sollte ein Welpe zu sehr geschont werden. Neben der Welpenschule muss er auch sonst die Gelegenheit haben, sich nach seinen Möglichkeiten zu entfalten. Wie immer ist es der gesunde Mittelweg, der zum besten Ergebnis führt. Das Gelenk besteht nicht nur aus Knochen, Knorpel und Flüssigkeit: Erst Bänder und Muskeln schaffen die nötige Stabilität. Wenn das junge Tier keine Chance hat, sie zu trainieren, verhindern „Puddingmuskeln" die Ausbildung eines festen Gelenks.

Sportliche Herausforderungen

Spaziergänge sind also notwendig (davon abgesehen hat ja gerade ein junger Hund noch häufig das Bedürfnis, Gassi zu gehen). Aber statt einer Stunde am Stück, sind sechs Einheiten à jeweils zehn Minuten besser. Mit der Zeit kann

Alles in Maßen | Vorbeugen

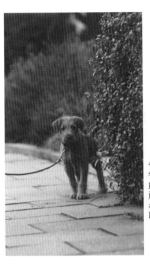

An der Leine lässt sich das Temperament eines jungen Hundes am besten regulieren.

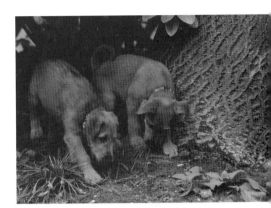

Das Spiel mit Gleichaltrigen ist für die körperliche Entwicklung des Welpen ideal.

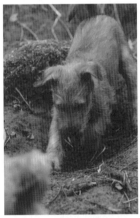

Dieser kleine Irish Terrier übt sich bereits in einer rassespezifischen Beschäftigung: dem Löcher graben. In Maßen betrieben ist diese Verhaltensweise kein Problem für die Gelenke.

man die Ausflüge dann ausdehnen. Auch Fahrradtouren sind möglich, solange der Vierbeiner nebenher trabt und nicht genötigt wird, zu galoppieren. Aber auch hier sind kürzere Strecken auf weichem Untergrund vorteilhaft. Ideal eignet sich natürlich das Schwimmen zum Aufbau einer guten Muskulatur, da hierbei die Gelenke nicht durch das Eigengewicht belastet werden.

Gift für die Gelenke sind starke Stopps und Drehungen, wie sie beispielsweise automatisch beim Ballspiel oder Dog-Frisbee entstehen können. Das gilt

Wichtige Fakten in Kürze:

- Erbliche Vorbelastung und Umweltfaktoren bestimmen HD.
- Die Merkmale liegen kombiniert auf mehreren Genen.
- Deshalb ist es schwer, sie in der Zucht auszuschließen.
- Zuchttiere müssen auf HD untersucht werden.
- Äußerlich gesunde Tiere können HD trotzdem vererben.
- Deshalb ist eine Ahnentafel mit HD Erkrankungen sinnvoll.

Vorbeugen — Alles in Maßen

natürlich auch für Sprünge über Hindernisse. Mit Agility sollte deshalb noch nicht im Welpenalter begonnen werden. Viele Hundehalter wünschen sich einen ausgelasteten Hund, der abends müde in sein Körbchen sinkt. Dagegen ist auch nichts einzuwenden, aber Auslastung ist nicht nur körperlicher Natur. Gerade die Erziehung fordert den kleinen Hund stark, weil er sich doch auf das konzentrieren muss, was ihm sein Besitzer abverlangt. Natürlich eignen sich auch Spiele, bei denen er Leckerchen aufspüren muss.

Wer mit seinem jungen Vierbeiner die sportliche Herausforderung nicht missen möchte, der ist mit Obedience bestens bedient. Bei diesem speziellen Training werden neben den klassischen Gehorsamkeitsübungen, die Bestandteil einer Begleithundeprüfung sind, auch Übungen wie Suchen, Identifizieren und Apportieren von Gegenständen geprüft. Dabei sollte das Apportieren über Hindernisse mit einem jungen Hund einfach ausgelassen werden.

Das kann HD vorbeugen:

- Welpen möglichst mit Gleichaltrigen spielen lassen.
- Überbelastungen vermeiden
- Lieber mehrere kleine Spaziergänge als ein großer
- Nicht zu früh Treppen steigen lassen.
- Ballspiele vermeiden
- Nicht nur körperliche, auch geistige Auslastung ist wichtig
- Auf bedarfsgerechte Fütterung achten
- Bedarfsberechnung erstellen lassen, z.B. vom Tierarzt
- Zu viel energiereiches Futter begünstigt Skeletterkrankungen.
- Nicht zu viel Kalzium füttern.

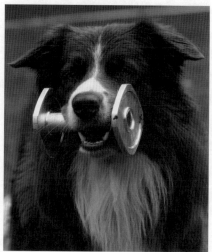

Obedience ist eine ausgezeichnete Möglichkeit, um Hunden ausreichend Bewegung zu verschaffen, ohne dabei ein gesundes Maß zu überschreiten.

Ernährung

Ein weiterer wichtiger Umweltfaktor betrifft die Fütterung. Sie muss selbstverständlich bei jedem Hund ausgewogen und bedarfsgerecht sein. Das gilt aber in besonderem Maße für Vertreter großer Hunderassen. Mit dem Spruch „Der muss ja noch wachsen" werden dem Welpen oftmals zu große Mengen gefüt-

Alles in Maßen — Vorbeugen

tert. Natürlich soll der Hund wachsen, aber möglichst nicht zu schnell, wie das bei übermäßiger Energiezufuhr der Fall wäre. Es ist wissenschaftlich belegt, dass dadurch Skeletterkrankungen gefördert werden. Im Rahmen wissenschaftlicher Untersuchungen wurden Doggenwelpen in zwei Gruppen aufgeteilt: Die eine durfte so viel fressen, wie sie wollte, die andere bekam 25 Prozent weniger Nahrung. Bei letzterer konnten nach Abschluss der Studie eindeutig weniger Gelenk- und Skeletterkrankungen nachgewiesen werden.

Auch wenn die Industrie mittlerweile ein überwältigendes Angebot an Futtermitteln bereithält, das kaum einen Wunsch offen lässt, schwört so mancher Hundehalter auf die selbst gekochte Hundemahlzeit. Dagegen ist im Prinzip nichts einzuwenden – vorausgesetzt die Zusammensetzung der Nahrung stimmt. Aber lediglich am Herd stehen, reicht nicht aus, um das Tier richtig zu füttern: Eine Bedarfsberechnung gehört zwingend dazu. Schließlich muss man wissen, was der Vierbeiner braucht. Hier ist der Tierarzt der richtige Ansprechpartner.

Ein Fertigfuttermittel erleichtert zwar eine kontrollierte Fütterung, aber auch hier muss einiges beachtet werden: Mit drei Monaten ist ein Hund dem Welpenalter entwachsen und sollte auf ein entsprechendes Futter mit einem gemäßigten Energie-, Protein- und Kalziumgehalt umgestellt werden. Oftmals werden die notwendigen Mengen überschritten. Deshalb muss man immer die verabreichten Portionen kontrollieren.

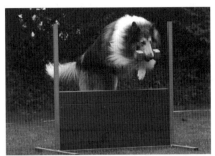

Apport über Hindernisse ist für HD-kranke Hunde allerdings nicht zu empfehlen. Diese zu Obedience gehörende Aufgabe sollten Besitzer solcher Hunde einfach auslassen.

Das gilt insbesondere für die Kalziummenge. Bei einem Fertigfutter sollte man auf gar keinen Fall Kalzium zufüttern, weil es immer in ausreichender Menge enthalten ist. Wenn das Futter umgestellt wird, sollte dies immer langsam erfolgen, damit sich der Magen-Darm Trakt daran gewöhnen kann und Durchfälle vermieden werden. Am Besten mischt man das neue Futter in langsam steigender Menge unter das alte. Die Umstellungsphase sollte sich über zwei bis drei Wochen erstrecken.

Auch wenn noch zahlreiche Tiere mit der Veranlagung zur Hüftgelenksdysplasie geboren werden, bedeutet das nicht automatisch, dass man tatenlos zusehen muss, wie ein Tier leidet. Neben erfolgreichen Behandlungsmethoden, können gerade verantwortungsvolle Züchter und Hundehalter positiv auf den Verlauf der Erkrankung einwirken. Mit wohl durchdachten Zuchtprogrammen und möglichst optimalen Umweltfaktoren sagen sie HD den Kampf an.

Vererbung — **Unbefriedigende Ergebnisse**

Internationale Regelung wäre sinnvoll

Auch wenn die Haltungs- und Aufzuchtbedingungen bei der Hüftgelenksdysplasie eine große Rolle spielen, bleibt ein entscheidender Faktor genetischer Natur. Welpen erben die Veranlagung zur HD von ihren Eltern. Daher lassen sich durch eine sorgfältige Zucht mögliche Risiken im Vorfeld ausschließen. Vorausgesetzt man kennt die richtigen Kriterien und unterscheidet zwischen den "Zeichen", die ererbtes Risiko signalisieren und den Schäden, deren Ausmaß von falscher Ernährung, Aufzucht und Haltung abhängt. Eine Untersuchung der Gesellschaft zur Förderung Kynologischer Forschung e.V. (GKF) gibt hierzu Auskunft.

„Noch immer stellt die Bekämpfung der Hüftgelenksdysplasie für die Kynologie (Lehre von Zucht, Dressur und Krankheiten der Hunde) eine besondere Herausforderung dar", sagt Dr. Reiner Beuing vom Institut für Tierzucht und Haustiergenetik der Justus Liebig Universität in Gießen. Trotz anfänglicher Verbesserungen hält er die Erfolge innerhalb vieler Rassen nach wie vor für unbefriedigend. Daher ist es wichtig zu wissen, welche Kriterien in der Zuchtauswahl besondere Bedeutung haben sollten. Anhand von Dokumentationen international gebräuchlicher Beurteilungsverfahren, in denen ererbte und erworbene Details festgehalten wurden, sind die Erblichkeiten solcher Kriterien in einem Projekt herausgearbeitet worden.

Zuchtwertschätzung

Die Hüftgelenksdysplasie wird mittels der Auswertung von Röntgenbildern

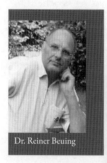

Dr. Reiner Beuing

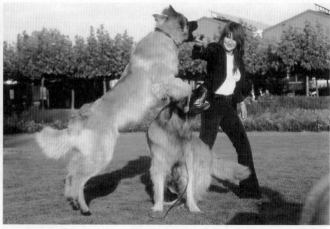

Jeder Züchter sollte wissen, wie stark die erbliche Belastung seines Hundes hinsichtlich HD ist.

bekämpft. Allerdings handelt es sich dabei immer um phänotypische Diagnosen für das einzelne Tier. „Zu einem Zuchtprogramm gehört aber mehr, als nur die Merkmalserfassung", betont Dr. Reiner Beuing. Wichtig sei aber die genetische Charakterisierung der Einzeltiere und eine Selektionsstrategie und evtl. Paarungsauflagen. Als geeignetes Mittel hat sich hier die Zuchtwertschätzung erwiesen: Der Hund wird nicht nur durch das Urteil des Gutachters charakterisiert, ihm wird unter Berücksichtigung aller verfügbaren Verwandten ein Zuchtwert zugeordnet. Der Züchter weiß dann, wie stark die genetische Belastung seines Vierbeiners für HD im Verhältnis zu den anderen Tieren seiner Rasse ist. Allerdings gewinnt man durch die Zuchtwertschätzung keine Informationen darüber, wie stark der einzelne Hund unter seiner Erkrankung leiden wird. Das ist der Konflikt, dem Gutachter ausgesetzt sind: Einerseits müssen sie die gesundheitliche Beeinträchtigung des Hundes darlegen, andererseits soll das Gutachten Zuchtinformation sein und da irritieren erworbene Schäden, oder evtl. ein Gelenk ohne Schäden, den Züchter mehr als sie ihm nützen.

Einheitliche Beurteilungsmethode

In einigen Ländern haben sich die nationalen Auswertungsstellen zu einer einheitlichen Beurteilungsmethode entschlossen. So werden in Deutschland mittels eines Formblattes 18 Positionen abgefragt, die Auskunft über Details am Gelenk geben. In Großbritannien bewertet seit 1978 der Hipscore die Hüfte anhand von neun Kriterien, für die insgesamt 106 Punkte vergeben werden. Die Schweiz dagegen setzt auf sechs Parameter pro Hüftgelenk mit jeweils einer möglichen Zahl von 0 bis 5 Punkten. Entscheidend für die Zucht ist nun, wie hoch die Erblichkeit der einzelnen Kriterien ist. Dies erfolgt mittels einer Heritabilitätsschätzung, bei der jedem einzelnen Detail eine Zahl zwischen 0 bis 1 zugeteilt wird. Dabei wird deutlich, dass es Merkmale gibt, die hoch heritabel (vererbbar) sind, und solche mit geringerer Erblichkeit.

Individuelle Kriterien

Die Ergebnisse des vom GKF finanzierten Projekts zeigen deutlich, dass zwar mit allen drei Verfahren, nach Einteilung in HD-Klassen, nahezu vergleichbare Zuchtfortschritte erreichbar sind, wenngleich die Einzeltiere doch erheblich verschieden begutachtet werden. Ursprünglich ist die Aussagekraft der Methoden deutlich verschieden. Allerdings dürfen die einzelnen Skalen nicht vergröbert werden, da dies eine Aussage bezüglich der Vererbung mindert. Sobald man in HD-Grade einteilt, also in die Kategorien Frei, Grenzfall, Leicht, Mittel, Schwer, dann nehmen sowohl das deutsche als auch das schweizerische Verfahren an Aussagekraft ab.

Vererbung — Unbefriedigende Ergebnisse

Das Schweizer System z.B. sinkt in der Aussagekraft von 0,44 auf 0,34, verliert also ein Viertel seiner Aussagekraft. Das englische Hip-Score Verfahren verliert von 0,69 auf 0,26 ganz erheblich Die nachfolgenden Tabellen geben Auskunft über die einzelnen, in den jeweiligen Ländern aufgestellten Kriterien.

Auch wenn die Details teilweise stärker und teilweise weniger stark durch die Genetik bestimmt sind, ist eine Auswertung der Röntgenfilme geeignet, um züchterische Entscheidungen zu treffen. Eine Alternative dazu gibt es nicht. Allerdings empfiehlt Dr. Reiner Beuing stärker darüber nachzudenken, ob die Kriterien in zwei verschiedenen Schätzfunktionen eingesetzt werden müssen: Eine bewertet das gesundheitliche Risiko für das Tier selbst, die andere sagt die Vererbungserwartung voraus.

HERITABILITÄTEN (H^2) FÜR HD UND DETAILS IM DEUTSCHEN VERFAHREN:

Detail Nr.	Kriterium	h^2
1	Gesamteindruck der Gelenkpfanne, tief/flach	0,37
2	Kraniale Pfannenkorrektur, strichförmig/ subchondrale Sklerose	0,44
3	Kraniolateraler Pfannenrand, rund auslaufend/ abgeflacht	0,83
4	Kraniolateraler Pfannenrand, Auflagerungen	0,00
5	Oberschenkelkopf, Gesamteindruck, kugelförmig	--
6	Oberschenkelkopf, zu klein	0,00
7	Oberschenkelkopf, Kragenbildung	0,00
8	Oberschenkelkopf/ Deformation	0,07
9	Sitz des Kopfes in der Pfanne, tief/lose	0,19
10	Oberschenkelhals, schlank	--
11	Oberschenkelhals, walzenförmig	0,58
12	Oberschenkelhals, vom Kopf abgesetzt	--
13	Oberschenkelhals, scharf konturiert/unscharf	0,28
14	Oberschenkelhals, Ablagerungen	0,27
15	Morganlinie	0,31
16	Gelenkspalt, konzentrisch, divergierend	0,48
17	Zentr. des Femurkopfes, medial/lateral auf dorsalem Pfannenrand	0,40
18	Norbergwinkel	0,38
	Punktsumme	0,46
	HD-Grad	0,30

Quelle: GKF

Unbefriedigende Ergebnisse — Vererbung

HERITABILITÄTEN FÜR HD UND DETAILS IM SCHWEIZER VERFAHREN

Detail Nr.	Kriterium	h^2
1	Norbergwinkel	0,34
2	Beziehung Azetabulum-Femurkopf	0,51
3	Kraniolateraler Azetabulumrand	0,48
4	Subchondraler Knochen des Kranialen Azetabulumrandes	0,16
5	Femurkopf, Femurhals	0,19
6	Morganlinie	0,19
	Punktsumme	0,44
	HD-Grad	0,34

Quelle: GKF

HERITABILITÄTEN FÜR DETAILS IM HIPSCORE-VERFAHREN

Detail Nr.	Kriterium	h^2
1	Norbergwinkel	0,49
2	Subluxation	0,58
3	Kranialer Azetabulumrand	0,49
4	Dorsaler Azetabulumrand	0,36
5	Kraniolateraler Azetabulumrand	0,39
6	Fossa azetabuli, Bandgrube	0,60
7	Kaudaler Azetabulumrand	0,64
8	Femurkopf und –hals Exostosen	0,10
9	Femurkopf Deformation/Knochenumbau	0,94
	Hipscore	0,69

Quelle: GKF

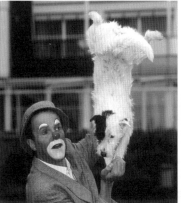

Nicht immer ist eine gesunde Hüfte so offensichtlich wie hier.

„NOCH IMMER STELLT DIE BEKÄMPFUNG DER HÜFTGELENKSDYSPLASIE FÜR DIE KYNOLOGIE EINE BESONDERE HERAUSFORDERUNG DAR."

Zuchtwert | Appell an die Ehrlichkeit

Der Zuchtwert bleibt eine reine Schätzung

Aus der Schweiz kommt eine erfreuliche Meldung: Demnach ist die Hüftgelenksdysplasie bei Rassehunden seit 1995 offenbar spürbar zurückgegangen. Der Anteil von Tieren mit ausgezeichneten Gelenken ist von 20 auf 30 Prozent gestiegen. Was sind die Gründe für diesen schweizerischen Erfolg? Oder verbergen die Zahlen, dass viele Hunde gar nicht mehr auf HD untersucht werden? Diesen Fragen ging eine von der Gesellschaft für kynologische Forschung (GKF) beauftragte Studie nach.

Auf den ersten Blick können die Zuchtverbände in der Schweiz einen beeindruckenden Erfolg im Kampf gegen die HD verbuchen: Wiesen in den Jahren 1991 bis 1994 kaum mehr als die Hälfte (54 Prozent) den HD-Grad A (normal) oder B (Grenzfall) auf, so waren es zwischen 1995 und 2000 bereits mehr als zwei Drittel (69 Prozent). Jährlich blieb 1700 Rassehunden die erschreckende Diagnose ganz erspart. Die Gesellschaft zur Förderung Kynologischer Forschung e.V. (GKF) hat eine Studie in Auftrag gegeben, die nach den Gründen für diese erfreuliche Entwicklungen suchen sollte. Dabei kam Überraschendes heraus.

Gründe für den Erfolg

Die nackten Zahlen unterstreichen, dass es der Schweiz gelungen ist, das Auftreten der Hüftgelenksdysplasie bei den Rassehunden zu senken. Möglich wurde dies durch zahlreiche Vorgaben, die innerhalb weniger Jahre eine deutliche Verbesserung brachten. Auf der einen Seite wurden die Beurteilungskriterien verfeinert, was etliche Hunde von der Zucht ausschloss. So wurden 1991 die beiden HD-Grade 0 und 1 durch die feiner abgestuften Einteilungen der FCI A, B und C ersetzt. Auf diese Weise war es den Züchtern möglich, alle Hunde mit HD aus der Zucht fern zu halten, auch solche mit nur leichtem Befund. Gleichzeitig mussten sie aber nicht allzu viele Tiere ausschließen.

Vierbeiner, die nur leicht veränderte Hüftgelenke aufwiesen, wurden früher

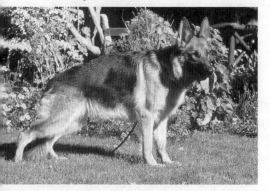

Resultiert der Rückgang schwerer und mittlerer HD-Befunde beim Deutschen Schäferhund auf einer Vorselektion der Röntgenaufnahmen?

Appell an die Ehrlichkeit · Zuchtwert

teilweise noch als zuchttauglich eingesetzt. Mit der Einführung des Schemas von Flückiger 1991 wurden solche Hunde klar als dysplastisch eingestuft. Mit der Konsequenz, dass sie von vielen Rasseklubs mit einer Zuchtsperre belegt wurden. Flückiger gelang es, die Vorgaben der FCI in klare Beurteilungskriterien zu übersetzen. Dabei wird die Hüfte anhand von sechs Parametern jeweils mit Punkten von 0 bis 5 bewertet. So sind genauere Aussagen über den Grad der Erkrankung als bisher möglich.

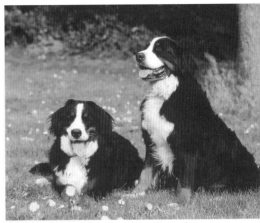

Die Röntgenquote liegt beim Berner Sennenhund auf konstantem Niveau.

Züchter und Käufer sensibilisiert

Auf der anderen Seite konnte man viel durch Aufklärung erreichen. Züchter wurden darauf hingewiesen, dass Hunde mit einem HD-Grad C eindeutig Hüftgelenksdysplasie haben und zur Zucht nicht eingesetzt werden sollten. Den Appell nahmen sich viele von ihnen zu Herzen. Heute werden praktisch nur noch Tiere mit der Einstufung A oder B miteinander verpaart. Vor allem Rüden mit einer schlechteren Beurteilung finden kaum noch Zucht-Partnerinnen. Aber nicht nur die Züchter konnte man sensibilisieren, auch die Käufer sind dank zahlreicher Medienberichte oder eigener schlechter Erfahrungen hellhörig geworden. Wer heute einen Welpen kauft, legt auf ein korrektes, gesundes Hüftgelenk großen Wert.

Verbesserungen kommen aber auch von anderer Seite: Dank einer entsprechend guten Ausbildung diagnostizieren die Tierärzte eine HD wesentlich zuverlässiger. Diese an und für sich erfreuliche Entwicklung hat aber einen schalen Beigeschmack: Möglicherweise empfehlen sie den Hundehaltern, ihre Bilder aufgrund des Befundes nicht zur Beurteilung einzusenden. Somit werden die Zahlen fraglich: Gelang in der Schweiz eine tatsächliche Verbesserung, oder sind einfach weniger erkrankte Hunde erfasst worden?

Manipuliert?

Natürlich kann man einen Erfolg nur auf der Grundlage verlässlicher Daten beurteilen. Dazu wäre es nötig, möglichst alle Nachkommen auf HD untersuchen zu lassen, ohne eine vorhe-

| Zuchtwert | Appell an die Ehrlichkeit |

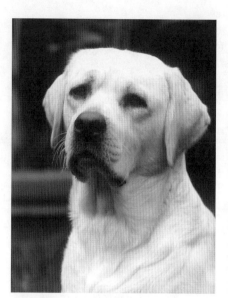

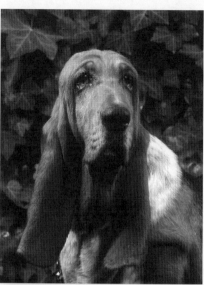

Auch bei Retrievern blieben die Auswertungen der Röntgenbilder über Jahre hinweg auf einem ähnlichen Level.

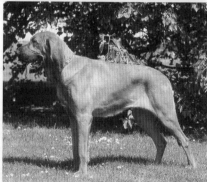

Der Schweizer Basset und Bloodhound-Club arbeitet erfolgreich mit der Zuchtwertschätzung.

rige Selektion durch die alarmierende Diagnose des Tierarztes. Nur wenn alle Röntgenbilder auch tatsächlich eingeschickt werden, erhält man eine verlässliche Grundlage. Vermutlich haben sich nicht alle Zuchtverbände an diese Maxime gehalten. So lässt sich anhand einer Statistik des Deutschen Schäferhund-Clubs in der Schweiz ein Rückgang der jährlich geröntgten Nachkommen innerhalb von 20 Jahren um acht Prozent feststellen. Weil gleichzeitig die Tiere mit einem D- und E-Befund auch deutlich zurückgegangen sind, muss schon die Frage gestellt werden, ob zwischen beiden Entwicklungen ein Zusammenhang besteht und möglicherweise gezielt Bilder unter Verschluss gehalten werden.

Gründe

Verallgemeinern darf man solche Aussagen aber nicht. Weder Berner Sennenhund noch Retriever schließen sich diesem Trend an. Ihre Röntgenquote liegt auf konstantem Niveau. Dadurch wird der Verdacht jedoch nur erhärtet, der günstige Rückgang der mittleren bis schweren Dysplasien beim Schäferhund resultiere nicht aus einem Zuchterfolg, sondern aus einer Vorselektion der Röntgenaufnahmen. Wie so die Wirksamkeit der Nachzuchtkontrolle und der beschlossenen Zuchtvorschriften überprüft werde soll, bleibt im Ungewissen.

Der Bericht der GKF nennt auch mögliche Gründe für ein solches Verhalten seitens der Züchter. Während jeder von ihnen weiß, dass mit deutlich dysplastischen Tieren nicht gezüchtet werden darf, fürchten sie auch den Prestigeverlust des eigenen Zwingers, wenn ein positiver HD-Befund gestellt wird. Nicht zu vergessen die Kostenfrage: Eine Untersuchung muss schließlich auch bezahlt werden. Mancher Tierarzt möchte das seinem Kunden vielleicht ersparen. Wer die kostspielige Voruntersuchung auf sich nimmt, riskiert dennoch, dass die Ergebnisse nicht ganz der Wahrheit entsprechen. Eine Selektierung der Rohdaten geht eindeutig zu Lasten der Zucht, da die nötigen Konsequenzen nicht gezogen werden. Optimal wäre nicht nur eine Untersuchung des einzelnen Hundes, sondern auch seiner Nachkommen.

Nachzuchtkontrolle ist schwierig

Praktisch ist eine Nachzuchtkontrolle nur sehr schwierig durchzuführen. Das

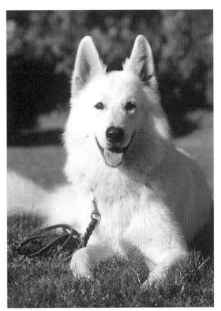

Auch in der Gesellschaft Weißer Schäferhunde wurde die Wichtigkeit der Zuchtwertschätzung längst erkannt.

liegt nicht unbedingt an den Züchtern: Viele von ihnen wären damit einverstanden. Schwierigkeiten gibt es aber häufig auf der Käuferseite. Wer gerade einen Welpen erworben hat, fürchtet um das Wohlbefinden seines Vierbeiners. Eine rechtliche Verpflichtung zu dieser Untersuchung gibt es selbstverständlich nicht. Als Folge bleibt die Röntgendiagnose meist auf solche Tiere beschränkt, mit denen später auch gezüchtet werden soll. Selbst wenn Hunde Lahmheiten aufweisen und deshalb untersucht werden, tauchen die Ergebnisse selten in der offiziellen HD-Statistik auf.

Natürlich ist ein Röntgenbild in seiner Aussagekraft nur beschränkt. Hüftge-

Zuchtwert — Appell an die Ehrlichkeit

lenksdysplasie ist eine genetisch bedingte Krankheit. Somit kann das äußere Erscheinungsbild der Hüfte allein nicht ausschlaggebend für eine Zuchtentscheidung sein. Prüft man allerdings die Nachkommen, lassen sich Umweltfaktoren weitgehend ausschalten. Die so genannte Zuchtwertschätzung bezieht neben den Welpen auch die Eltern und Geschwister mit ein. Absolut genaue Aussagen sind auch hier nicht möglich, da es immer eine gewisse Schwankungsbreite gibt.

Die Genauigkeit des Wertes steigt mit der Anzahl der geprüften Nachkommen. Für den Rassedurchschnitt wird der Zuchtwert 100 angesetzt. Sinkt der Wert darunter, leiden die Nachkommen seltener an HD, liegt er darüber, steigt auch das Risiko einer Erkrankung. Anhand dieses Wertes sind Züchter schnell in der Lage, die Zuchttauglichkeit eines Tieres einzuschätzen. Vorrausgesetzt, auch die schlechten Röntgenresultate werden gemeldet. In der Schweiz arbeiten unter anderem der Klub der Berner Sennenhunde, die Gesellschaft Weiße Schäferhunde sowie der Basset und Bloodhound Club mit der Zuchtwertschätzung.

Der Zuchtwert ist natürlich nicht messbar wie zum Beispiel der Blutdruck. Er bleibt immer eine Schätzung. Trotzdem kommt er nicht zufällig zu Stande. Je mehr Hunde untersucht und je mehr die Ergebnisse zentral erfasst werden, desto zuverlässiger ist der Wert. Im Idealfall wäre eine Röntgenuntersuchung für alle Pflicht, ein Wunsch, der sich natürlich nicht durchsetzen lässt. Relativ einfach sind die Auswertungen bei einem Rüden. Von ihm stammt ein Großteil der Welpen ab, sein Einfluss auf die Rasse ist somit weit höher als der einer Hündin. Um den Zuchtwert zu bestimmen, reichen bereits zehn Nachkommen aus - bei einem männlichen Vererber kein großes Problem.

Gezielte Paarungen

Aber auch hier gilt: Eine Vorselektion bringt kein ehrliches Ergebnis. Gehen nur Nachkommen mit guten Hüftgelenken in den Zuchtwert ein, sind die Folgen für die Zucht oft noch katastrophaler als in der bisherigen Praxis. Schwieriger gestaltet sich natürlich eine Bestimmung bei der Hündin. Naturgemäß ist die Anzahl der Welpen, die sie in ihrem Leben wirft, deutlich geringer und liegt bestenfalls bei etwa 50. Somit lassen sich erst nach dem letzten Wurf verlässliche Daten für die Hündin gewinnen. Die Autoren der Studie würden eine automatische Einstufung aller nicht geröntgten Hunde als dysplastisch sehr begrüßen, geben aber zu, dass eine solche Praxis nicht durchführbar wäre.

Gleichzeitig beklagen sie, dass zahlreiche HD-freie Rüden einen hohen Anteil an dysplastischen Nachkommen aufweisen und trotzdem weiter in der Zucht eingesetzt werden. Den Erfolg in der Schweiz führen sie auf eine konsequente Beurteilung zurück. Diese darf allerdings nicht automatisch jedes Elterntier mit einem Wert über 100 von

Appell an die Ehrlichkeit — Zuchtwert

> Verantwortungsvolle Züchter legen großen Wert auf die Gesundheit ihrer Nachzucht. Die Verfälschung von Ergebnissen ist sicherlich nicht in ihrem Sinne.

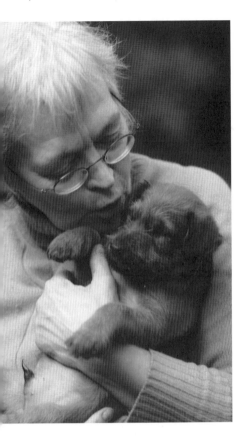

der Zucht ausschließen. Wer erfolgreich sein will, muss gezielte Paarungen vornehmen. Dabei ist nicht so sehr die Eigenleistung entscheidend, sondern eine unterdurchschnittliche HD-Belastung der Nachkommen.

Ehrlichkeit ist gefragt

Grundsätzlich sollten die Zuchtpartner zusammen keinen Wert haben, der über 200 liegt. Wenn allerdings eine Hündin, die ansonsten gute Eigenschaften vererbt, bei 104 liegt, kann sie mit einem Rüden gepaart werden, dessen Wert die 96 nicht überschreitet. Somit lassen sich die Schwächen des einen Partners durch eine gezielte Paarung mit den Stärken des anderen ausgleichen.

Als Fazit sehen die Autoren der Studie die einzige Lösung nicht ausschließlich in der Zuchtwertschätzung. Entscheidend für einen Erfolg ist vor allem die Ehrlichkeit im Umgang mit den HD-Resultaten und dem konsequenten Zuchtausschluss von Hunden, die HD überdurchschnittlich stark vererben. Der Vorteil einer Zuchtwertschätzung liegt allerdings darin, dass Tiere nicht mehr von vornherein wegen ihres HD-Grades ausgeschlossen werden. Allerdings zeigen die vorläufigen Daten des Berner Sennenhunde-Klubs klar die verschwindend geringe Zahl der leicht dysplastischen Hunde, die trotzdem gute Gelenke vererben. Viele Wege können zum Erfolg führen; entscheidend ist der Wille der Verantwortlichen, die Hüftgelenksdysplasie so weit einzudämmen, dass die Hunde ein Leben ohne Schmerzen genießen können. Dazu bedarf es der Ehrlichkeit und Konsequenz.

Quelle: GKF

Therapie — Röntgen sagt nicht alles

Die Ausprägung der Krankheit hängt von individuellen Faktoren ab

Die Hüftgelenksdysplasie tritt in zahllosen Formen auf und erfordert zum Teil aufwändige Behandlungsmaßnahmen. Alle bergen unter Umständen gewisse Risiken in sich. Die Frage ob zum Beispiel eine Operation in Frage kommt, hängt neben dem Grad der HD auch vom Alter des Tieres ab. Hier überlegt der behandelnde Mediziner gemeinsam mit dem Tierhalter, ob der Nutzen die Gefahren überwiegt. Wer möchte schon seinem 14-jährigen Senior ein neues Hüftgelenk einsetzen lassen? Die Gefahr einer Entzündung des Knochens (Osteomyelitis) ist für jedes Tier gegeben, aber Komplikationen sind für einen Hund in diesem hohen Alter natürlich schwer-

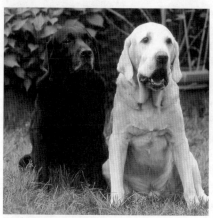

Hundesenioren werden durch eine HD-Operation stärker belastet als ein junger Hund.

wiegender und belasten den ohnehin geschwächten Körper stärker, als dies bei einem jungen Vierbeiner der Fall wäre.

Aber nicht nur eine mögliche Entzündung schränkt die Möglichkeiten ein: Jeder operative Eingriff bedeutet eine körperliche Belastung und sollte daher beim alten Tier möglichst vermieden werden. Stattdessen können Medikamente verabreicht werden, um die Schmerzen und Entzündungen einer sekundären Arthritis zu lindern. Aber auch dabei gilt: Kein Nutzen ohne Risiko. Die häufigsten Medikamente (NSAIDs, Kortikosteroide) haben gerade bei längerer Anwendung Nebenwirkungen, die man nicht unterschätzen darf. Die Pharmaindustrie bemüht sich zwar, diese so gering wie möglich zu halten, aber ganz vermeiden

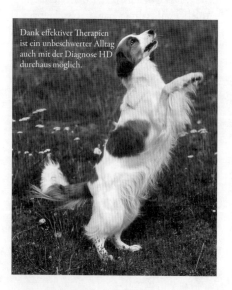

Dank effektiver Therapien ist ein unbeschwerter Alltag auch mit der Diagnose HD durchaus möglich.

Röntgen sagt nicht alles — Therapie

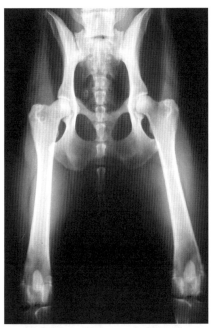

Röntgenbilder allein sind nicht aussagekräftig. Die Ausprägung einer HD-Erkrankung hängt von vielen individuellen Faktoren ab.

wenn sie nur früh genug erkannt wird, einfach auf dem OP-Tisch behoben werden kann. Prinzipiell ist diese Krankheit unheilbar.

Nicht hoffnungslos

Deshalb ist es nur allzu verständlich, dass viele Hundebesitzer zusammenzucken, sobald ihnen der Tierarzt die Diagnose „Hüftgelenksdysplasie" mitteilt. Bilder von einem unheilbar kranken Tier, das nur unter großen Schmerzen – wenn überhaupt - laufen kann, schwirren durch die Köpfe. Die Frage, ob und wie es nun weiter gehen soll, wird da schnell zur Schicksalsfrage. Dabei bedeutet HD heute nicht mehr automatisch ein Leben voller Leiden. Zahlreiche Therapiemöglichkeiten können dem Vierbeiner den Alltag erleichtern, mitunter die Krankheit sogar fast vergessen lassen.

Allen guten Behandlungsmöglichkeiten zum Trotz darf eines aber nicht vergessen werden: Die Hüftgelenksdysplasie ist und bleibt eine unheilbare Erkrankung. Sie schreitet degenerativ voran. Daran ändern alle Therapieversuche nichts. Anders ein Knochenbruch: Durch einen Unfall ist hier eine Situation entstanden, die behoben werden kann. Der Mediziner macht sich die vollständige Heilung des Beins zum Ziel. Daran richtet er seine Behandlung aus. Bei einem Patienten mit dem Krankheitsbild einer HD sind die Ziele dagegen ganz andere: Aus einer unheilbaren Krankheit mit Beschwerden soll eine

lassen sie sich eben nicht. Bei Hunden, die schon unter Funktionsstörungen einzelner Organe wie Niere, Leber oder Herz leiden, können diese Medikamente, wenn überhaupt, nur äußerst vorsichtig eingesetzt werden.

Allerdings existieren nicht nur bei älteren Tieren diese Probleme: Manche Operationen können erst ab einem bestimmten Alter durchgeführt werden. Gerade für das künstliche Hüftgelenk muss der Hund ausgewachsen sein, und die Wachstumsfugen müssen sich geschlossen haben. Man kann also nicht mit der Sicherheit leben, dass jede HD,

Therapie | Röntgen sagt nicht alles

unheilbare Krankheit ohne Beschwerden werden. Der Hund soll wieder, soweit möglich, seine volle Beweglichkeit erhalten und möglichst schmerzfrei leben. Sofern noch keine durch die Hüftgelenksdysplasie bedingte Arthrose vorliegt, zielt der Arzt mit seinen Maßnahmen darauf ab, ihre Entstehung zu verhindern.

Röntgen

Eine einheitliche Form von HD gibt es nicht. Sie tritt in vielfältigen Formen auf. Genetische Vorbelastung und das Umfeld prägen Art und Typ des Krankheitsbildes. Geschwister aus ein und demselben Wurf können vollkommen unterschiedliche Grade der Erkrankung aufweisen. Folglich muss jede Therapiemöglichkeit an den individuellen Bedürfnissen des Vierbeiners ausgerichtet sein. Auch wenn die Diagnose anhand eines Röntgenbildes erstellt wird... - die Maßnahmen, die ein angenehmes Weiterleben ermöglichen sollen, müssen noch andere Faktoren berücksichtigen, um effektiv zu sein: An erster Stelle steht der klinische Befund. Das Röntgen offenbart zwar die degenerative Veränderung, es sagt aber erst einmal nichts darüber aus, wie stark der Hund im Alltag tatsächlich beeinträchtigt ist.

So ist es durchaus möglich, dass Tiere, die anhand der Bilder eine schwere HD aufweisen, im Alltag keinerlei Beeinträchtigung zeigen. Andererseits verursacht eine leichte Erkrankung möglicherweise starke Schmerzen, die dem Vierbeiner selbst normales Gehen zur Qual machen. Natürlich sind hier neben den Untersuchungen des Mediziners immer auch die Beobachtungen des Halters gefragt. Wer die entsprechenden Anzeichen kennt, kann dem Arzt wertvolle Hinweise geben, wo eine Therapie ansetzen muss. Auch das Temperament seines Hundes kennt der Besitzer am Besten und kann entsprechend darauf eingehen. Zu viel Bewegung schadet ebenso wie ständiges Faulenzen im Körbchen.

Die Rolle des Alters

Gerade bei der Frage ob ein operativer Eingriff nötig ist, entscheidet auch das Alter des Vierbeiners. Einem 14-jährigen Hund möchte wohl kaum jemand einen schweren medizinischen Eingriff mit all seinen Risiken und möglichen Komplikationen zumuten. Bei der richtigen Entscheidung hilft ein Gespräch mit dem behandelnden Arzt. Er klärt auch über mögliche Kosten auf. So muss nicht nur eine Operation mit in das Budget einkalkuliert werden, auch Medikamente beanspruchen den Geldbeutel mitunter ganz enorm. Es gibt viele Behandlungsmöglichkeiten, die erfolgreich sein können, aber nicht müssen. Das hängt ganz von den individuellen Bedürfnissen des Tieres ab. Bei den Therapiemöglichkeiten unterscheidet man konservative, medikamentöse und operative Maßnahmen, sowie alternative Heilverfahren.

Weg mit dem Speck! | **Therapie**

Was heißt eigentlich konservativ?

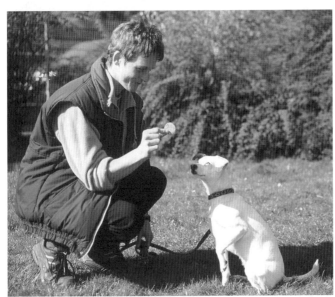

Das kleine Leckerchen zwischendurch sollte konsequent vom täglichen Ernährungsplan abgezogen werden, wenn der Hund zu Übergewicht neigt.

Wenn der Arzt im Gespräch mit dem Besitzer eine konservative Therapie vorschlägt, bedeutet das einen Verzicht auf operative Eingriffe. Auch eine massive Medikamentengabe entfällt in der Regel. Der wichtigste Grundsatz in der konservativen Therapie lautet: Ein Hund darf kein Übergewicht haben. Das sollte natürlich für jeden Vierbeiner gelten. Aber gerade Hunde mit HD leiden unter jedem unnötigen Pfund, weil die Gelenke dadurch stärker belastet werden als nötig. Ist der Vierbeiner also zu schwer, muss abgespeckt werden, ganz konservativ: Diät ist angesagt.

Wer dabei lediglich an „Friss die Hälfte" denkt, macht sich die Sache zu einfach. Natürlich wird in erster Linie die Nahrungsaufnahme gedrosselt. Gleichzeitig muss aber sicher gestellt sein, dass der Hund mit allen wichtigen Nährstoffen versorgt wird und keine Mangelerscheinungen auftreten. Deshalb sollte die Auswahl eines geeigneten Diätfutters gemeinsam mit dem Tierarzt erfolgen. Auch wenn es schwer fällt: Leckerchen sind absolut tabu. Egal wie flehend der Kleine mit den Augen schaut. Erst muss wieder das Idealgewicht her, das bedeutet, man muss die Rippen leicht ertasten können. Hat der Hund das Ziel erreicht, muss das Gewicht in jedem Fall gehalten werden.

Nicht nur eine Fettschicht drückt auf die Gelenke, auch übermäßige Bewegung schadet. Daher ist es ratsam, die Akti-

Therapie

Weg mit dem Speck!

vitäten seines Hundes zu kontrollieren. Die Teilnahme an Rennen oder am Vielseitigkeits-Gebrauchshundetraining (vormals Schutzdienst) verbietet sich genauso wie langes Spielen oder endlose Spaziergänge. Bei Hunden, die bereits Symptome zeigen, sollte jede Bewegung, die zu einer Lahmheit führt, vermieden werden. Hier sind wieder die Beobachtungsgabe und das Einfühlungsvermögen des Halters gefordert - schließlich kennt er seinen Vierbeiner am Besten. Er darf ihn aber auch nicht in übertriebenem Maße schonen. Zum Bedürfnis eines Hundes gehört selbstverständlich der tägliche Auslauf und das Spielen mit Artgenossen.

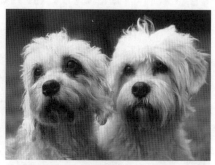

Wenn der Hund abspecken muss, darf sich sein Besitzer auch nicht von Herz erweichenden Blicken bezirzen lassen.

Harter Boden ist Gift

Das sollte aber nicht auf harten Asphaltwegen sein. Weicher Untergrund, wie Waldböden und Wiesen sind ideal. Wer joggt, kennt den Unterschied: Auf

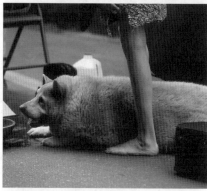

Übergewicht ist Gift für eine kranke Hüfte. Die überflüssigen Pfunde verstärken die Schmerzen und schränken das Bewegungsvermögen zusätzlich ein.

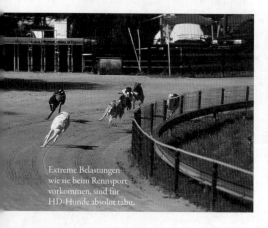

Extreme Belastungen wie sie beim Rennsport vorkommen, sind für HD-Hunde absolut tabu.

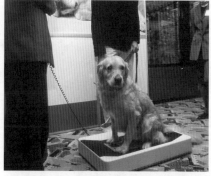

Eine konsequente Gewichtsabnahme ist für Schwergewichte mit HD-Problemen unumgänglich.

Weg mit dem Speck! — Therapie

der Straße spürt man jeden Schritt wie einen Schlag, der direkt in die Gelenke geht und diese übermäßig beansprucht. Nicht umsonst werden Laufschuhe speziell für Asphalt angeboten. Auch glatter, rutschiger Untergrund sollte gemieden werden. Damit ist der zugefrorene See genauso gemeint, wie das Parkett zu Hause. Jeder Ausrutscher ist ein Trauma für die kranke Hüfte. Idealerweise geht man nur noch mit Leine spazieren, so können plötzliche Sprints vermieden werden.

Schwimmen ist gut

Bei aller Vorsicht ist es wichtig, dass die Muskulatur erhalten bleibt und nicht verkümmert. Schwimmtraining ist hier ein geeignetes Mittel. Weil der Hund sein Gewicht nicht tragen muss, werden die Gelenke geschont und die Muskulatur trainiert. Allerdings darf die Wassertemperatur nicht zu kalt sein. Das gilt in auch für den Liegebereich eines an

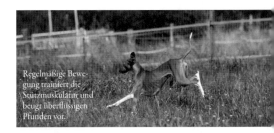

Regelmäßige Bewegung trainiert die Stützmuskulatur und beugt überflüssigen Pfunden vor.

Arthrose erkrankten Hundes: Der Untergrund muss trocken und warm sein. Einer möglichen Bewegungseinschränkung durch die Arthrose kann man auch mit Physiotherapie vorbeugen, vorausgesetzt, sie wird von einem Fachmann ausgeführt.

Physiotherapie

Ohne fachkundige Anleitung sollte niemand Hand anlegen. Hat der Hund Schmerzen, ist eine Medikamentengabe vor der Behandlung sinnvoll, damit die Physiotherapie als solche nicht als Belastung empfunden wird. Nachdem zuerst eine Massage oder Wärmebehandlung durchgeführt worden ist, geht der Therapeut zu einer so genannten Traktionsbehandlung über. Dabei werden die Gelenkflächen durch Zug gedehnt und anschließend wieder entspannt; eine Arbeit, die nur von einem Fachmann verrichtet werden darf, das es ansonsten zu schadhaften Fehlbelastungen kommen kann.
(Lesen Sie hierzu auch unser Interview mit der Tierärztin und Physiotherapeutin Dr. med. vet. Alexandra Keller)

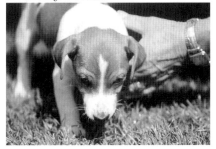

Physiotherapeutische Maßnahmen machen im Rahmen einer HD-Behandlung durchaus Sinn, sollten jedoch nur von Fachmann ausgeführt werden.

Therapie — Ideallösungen sind individuell

Was dem einen hilft, kann dem anderen schaden

Die Medizin hat in den letzten Jahren weitere Fortschritte gemacht. Inzwischen gibt es eine ganze Reihe unterschiedlicher Therapieansätze, um Hunden mit HD zu einem weitgehend beschwerdefreien Leben zu verhelfen. Wir stellen Ihnen die gängigsten Therapien in einer Kurzübersicht vor.

Eines vorab: Eine Hüftgelenksdysplasie lässt sich medikamentös nicht verbessern, lediglich Schmerzen und Entzündungen können dadurch bekämpft werden. Was sich nach wenig anhört, bedeutet für den Vierbeiner sehr viel: Er gewinnt seine Lebensfreude zurück. Allerdings bürdet eine solche Behandlung dem Besitzer auch mehr Verantwortung auf: Sobald der Schmerzreiz den Hund nicht mehr vor übermäßiger Belastung schützt, muss er die Bewegung seines Hundes entsprechend einschränken. Dabei ist nicht gewährleistet, dass akute Schmerzschübe vollständig unterdrückt werden. Aber in den meisten Fällen lindern entsprechende Medikamente die Schmerzen - und verbessern so die Lebensqualität des Tieres entscheidend.

Dabei beinhalten Medikamente nicht nur Wünschenswertes: Nebenwirkungen zeigen sich gerade bei den Schmerz- und Entzündungshemmern im Magen-

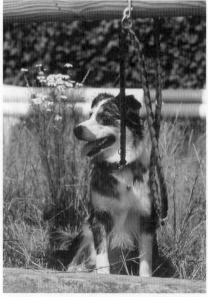

Hunde mit Hüftproblemen müssen manchmal an zuviel Bewegung gehindert werden.

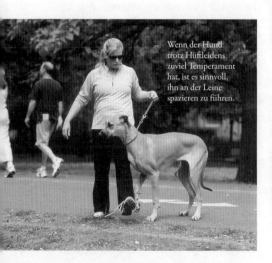

Wenn der Hund trotz Hüftleidens zuviel Temperament hat, ist es sinnvoll, ihn an der Leine spazieren zu führen.

Ideallösungen sind individuell | Therapie

Darmtrakt. Dies umso mehr, je länger die Therapie dauert. Abhängig vom Grad der Krankheit und dem Alter des Hundes kommt man aber nicht um eine Langzeitbehandlung herum. Glücklicherweise ist es der Industrie in den letzten Jahren gelungen, zahlreiche Medikamente zu entwickeln, die möglichst geringe Nebenwirkungen entfalten. Die so genannten nicht-steroidalen Antiphlogistika (NSAIDs) sind deshalb die Mittel der Wahl und werden HD-Patienten in der Regel vom Tierarzt verordnet.

Bei stärkeren Schmerzen können auch Kortikosteroide eingesetzt werden. Leider haben sie auch stärkere Nebenwirkungen, weshalb man sie erst verschreibt, wenn andere Medikamente keine ausreichende Wirkung mehr zeigen. Daneben gibt es Medikamente (Chondroprotektiva), die dabei helfen sollen, den Gelenkknorpel zu schützen. Ob sie einen therapeutischen Erfolg haben, ist noch nicht erwiesen, allerdings haben sie so gut wie keine Nebenwirkungen. Manchmal greift man auch zu Anabolika, die in Kombination mit einem speziellen Training den Muskelaufbau fördern sollen.

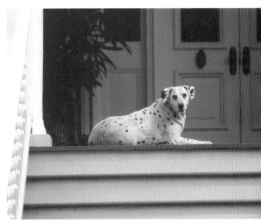

Nach einer Hüft-OP ist erst einmal Ruhe angesagt. Das fällt vielen Hunden gar nicht leicht.

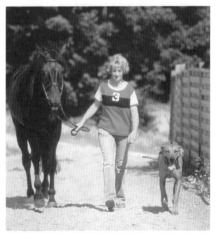

Besonders aktive Rassen und junge Hunde mögen es gar nicht, wenn sie ihrem Temperament nicht freien Lauf lassen können. Das kann aber erforderlich sein.

Operation

Eine andere Alternative ist die Operation: Aber auch sie kann eine Hüftgelenksdysplasie nicht im eigentlichen Sinne heilen. Sie kann aber dabei helfen, die Schmerzen zu lindern, die Funktion der Gelenke zu verbessern und einer Arthrose vorzubeugen. Dabei muss man stets zwischen Nutzen und Risiko abwägen, denn ein chirurgischer Eingriff bringt immer Unannehmlichkeiten mit sich. Aus diesem Grund erspart man den meisten älteren Hunden eine solch

Therapie
Ideallösungen sind individuell

aufwändige Prozedur. Dabei muss man sich immer vor Augen halten, dass es nie die eine Art von HD gibt - also auch nicht die eine, sicher funktionierende Operation. Was dem einen Hund hilft, kann dem anderen schaden.

Leichtere Eingriffe zielen darauf ab, die Schmerzen zu lindern. Sie verändern aber nicht das Gelenk. Schwieriger und aufwändiger sind solche Operationen, bei denen gezielt eine Missbildung behoben werden soll und dadurch das Gelenk in seiner Form verändert wird. Der Erfolg vieler Eingriffe wird von der Fachwelt unterschiedlich bewertet und ist manchmal auch umstritten.

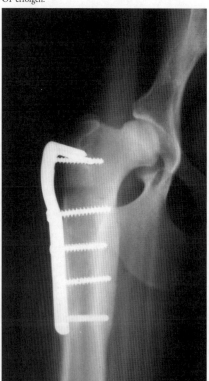

Viele HD-Korrekturmaßnahmen können nur mittels einer OP erfolgen.

Denervation der Hüftgelenkkapsel

Das Gehirn nimmt Schmerzen nur wahr, weil sie durch die Nervenfasern von der betroffenen Stelle aus weiter geleitet werden. Durchtrennt man die Fasern am Hüftgelenk, die für das Schmerzempfinden dort zuständig sind, schaltet man den Schmerz aus. Eine Veränderung des Gelenks findet dabei nicht statt. Auch eine mögliche Arthrose als Folge von HD wird nicht verhindert. Die Gefahr einer Auskugelung des Gelenks besteht nach wie vor. Allerdings steigert man die Lebensqualität der Hunde, die unter starken Schmerzen leiden, beträchtlich. Am Beispiel der Denervation wird deutlich, warum es so wichtig ist, bei einer Therapie auch den klinischen Befund mit ein zu beziehen: Einem Hund, der auf dem Röntgenbild zwar eine starke HD aufweist, klinisch aber unauffällig bleibt, hilft diese Art des Eingriff überhaupt nicht. Auch wenn nur mit geringen Komplikationen gerechnet werden muss. Als Vorbeugemaßnahme erscheint eine solche Prozedur wenig sinnvoll.
(Lesen Sie hierzu auch unseren Bericht über Professor Dr. Ali Hassan)

Therapie

Durchtrennung des Musculus pectineus

Der Musculus pectineus läuft vom Schambein an der Schenkelinnenseite entlang bis zum unteren Drittel des Oberschenkelknochens. Wenn er sich zusammenzieht, bewegt er das Hinterbein nach innen. Weil dadurch auch der Oberschenkel leicht nach oben gezogen wird, verstärkt sich der Druck auf den Pfannenrand und die Gelenkkapsel. Vermutlich wird bei einem erkrankten Gelenk durch diesen Druck Schmerz erzeugt. Wird der Muskel durchtrennt, bessert sich somit eine bestehende Lahmheit.

Auch Arthrosen können dadurch verhindert werden. Bei jungen Hunden besteht die Möglichkeit, dass ein vermehrter Reiz auf die Gelenkpfanne stattfindet und so für eine bessere Ausbildung des Gelenks sorgt. Leider kann nicht vorausgesagt werden, wie lange die Schmerzfreiheit anhält. Die Angaben schwanken hier von wenigen Monaten bis zu mehreren Jahren. Wie auch die Denervation sollte dieser Eingriff nur bei entsprechenden klinischen Symptomen erfolgen.

Fermurkopfresektion

Das Problem der Arthrose und der damit verbundenen Schmerzen liegt an der schlechten Gelenkverbindung. Bei der Fermurkopfresektion wird diese Ver-

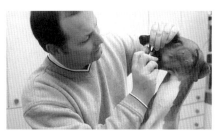

Medikamentöse Therapien kommen vor allem im Bereich der Schmerzbekämpfung zum Einsatz.

bindung gelöst, indem man Oberschenkelkopf (Fermurkopf) und -hals vom Knochen trennt und entfernt. Nach dem Eingriff kann der Hund die Gliedmaßen sofort belasten - lediglich bis zum Abheilen der Operationsnarbe sollte er an der Leine geführt werden. Ausreichende Bewegung ist sogar gewünscht, damit sich an der operierten Stelle ein Pseudogelenk (Pseudoarthrose) ausbilden kann. Zusammen mit der umgebenden Muskulatur übernimmt es die Aufgabe des alten Gelenks. Die Bewegung erfolgt schmerzfrei, allerdings zum Teil eingeschränkt. Der Eingriff erfolgt bei kleinen bis mittleren Hunden und kann bei Bedarf, mit einem zeitlichen Abstand von drei bis vier Monaten, an beiden Seiten durchgeführt werden.

Dreifache Beckenosteotomie

Im Gegensatz zu den vorher beschriebenen Operationen stellt die dreifache Osteotomie einen aufwändigen und komplizierten Eingriff dar. Dabei wird die Hüftgelenkpfanne aus ihrer Verbin-

Therapie — Ideallösungen sind individuell

dung mit dem übrigen Skelett gelöst, nach außen rotiert und dann in neuer Position wieder fixiert. Damit soll der Oberschenkelkopf besser eingefasst werden. Die Druckbelastung verteilt sich auf mehr Fläche, einer Arthrose wird vorgebeugt. Voraussetzung dafür sind ein relativ normal ausgeprägter Oberschenkelkopf und eine ausreichend große Pfanne. Auch sollte eine Arthrose, falls überhaupt, nur schwach ausgeprägt sein. Ein großer Nachteil: Der Eingriff erfolgt meist bei Tieren im Alter von fünf bis zwölf Monaten. Um Brüche zu vermeiden, müssen sie bis acht Wochen nach dem Eingriff sehr stark in ihrer Bewegung eingeschränkt werden - keine leichte Sache für die jungen Racker. Leider kann es auch zu Schädigungen des Nervengewebes und zu Schwierigkeiten beim Kotabsatz kommen. Dafür werden die Erfolgsaussichten aber immerhin als gut bezeichnet.

Intertrochantäre Varisationsosteotomie

Manchmal sitzt der Oberschenkelkopf durch eine falsche Position nicht optimal in der Gelenkpfanne. Durch diese Fehlstellung kommt es zu erhöhtem Druck im Gelenk und einem Abbau des Knorpels. Um den Kopf tiefer in die Pfanne hinein zu stellen, wird er vom Oberschenkelknochen getrennt und in einer günstigeren Position wieder angesetzt. Voraussetzung für diese Maßnahme ist eine gut ausgebildete Gelenkpfanne, die den Fermurkopf aufnehmen kann. Im Idealfall liegt auch noch keine Artrose vor. Der Eingriff wird bei jungen Hunden im Alter von vier bis zwölf Monaten durchgeführt.

Fermurhalsverlängerung

Wie der Name schon andeutet, verlängert der Arzt bei dieser Operati-

Das sollten Sie wissen:

- HD ist eine individuelle Krankheit.
- Daher fordert sie individuelle Therapieformen.
- Röntgenbild, klinische Diagnose, Alter und Temperament bestimmen die Therapie.
- Übergewicht reduzieren
- Wohl dosierte, kontrollierte Bewegung ist gesund
- Harte oder glatte Böden meiden
- Physiotherapie zur Unterstützung macht Sinn
- Medikamente bekämpfen Schmerzen und Entzündungen
- Operationen erfolgen individuell nach Absprache mit dem Arzt.
- Sie heilen die HD nicht, sondern verbessern nur die Lebensqualität.
- Einfache Eingriffe tasten das Gelenk nicht an.
- Nutzen und Risiko müssen gegeneinander abgewogen werden.

Ideallösungen sind individuell — Therapie

on den Oberschenkelhals. Ziel ist ein tieferer Sitz des Kopfes in der Gelenkpfanne. Natürlich muss diese normal ausgebildet sein. Vor allem junge Hunde mit klinischen Auffälligkeiten eignen sich für diese Behandlung. Nach dem Eingriff erfolgt eine Ruhezeit von etwa sechs Wochen.

Pfannendachplastik

Hunde, bei denen der Oberschenkelkopf beinahe schon vollständig heraus gesprungen ist, können im Alter zwischen sechs Monaten und fünf Jahren eine Plastik an ihrer Hüftgelenkpfanne eingesetzt bekommen. Diese ist entweder aus Kunststoffimplantaten oder Knochenspan, der dem Tier an anderer Stelle entnommen wurde. Diese Implantate dienen sozusagen als Wachstumsleitern, die das eigene Knochenwachstum anregen. Auf diese Art soll die Pfanne besser um den Oberschenkelkopf schließen können. Wie bei den meisten schweren Eingriffen sollten auch hier keine oder nur geringe Arthrosen bestehen.

Künstliches Hüftgelenk

Den kompletten Ersatz von Hüftgelenkkopf und -pfanne gibt es in der Veterinärmedizin seit 1957. Dabei werden Oberschenkelkopf und Hals entfernt und durch eine Prothese ersetzt. Bei Bedarf entfernt der operierende Arzt auch die Gelenkpfanne, fräst schon bestehende Arthrosen weg und setzt auch hier eine Prothese ein. Dadurch soll ein voll funktionierendes, schmerzfreies Gelenk entstehen. Die Modelle unterscheiden sich in der Art der Befestigung: Entweder wird die künstliche Hüfte mit Knochenzement umhüllt, oder aber der natürliche Knochen soll die Prothese umschließen und dadurch für die nötige Stabilität sorgen.

Unumgänglich für einen solch schweren Eingriff sind klare klinische Symptome kombiniert mit einem entsprechenden Röntgenbefund. Unter gar keinen Umständen sollte bei einem Tier ohne klinische Auffälligkeiten eine solche Prothese eingesetzt werden. Der früheste Zeitpunkt ist, nachdem das Wachstum beendet ist und sich die Wachstumsfugen geschlossen haben. Generell ist ein künstliches Hüftgelenk eher für große ältere Hunde geeignet. Eine nicht zu unterschätzende Gefahr stellt das Entzündungsrisiko des Knochens dar: Auch wenn unter sterilen Bedingungen gearbeitet wurde, können Keime aus dem Körper des Hundes (zum Beispiel durch eine Zahnwurzelentzündung) zu einer solchen Entzündung führen.

Als Folge lockert sich die Prothese im Knochen; der Hund belastet die betroffene Seite zunehmend weniger. Größere Probleme entstehen dabei durch die künstlichen Teile des Gelenks. Die Entzündung im Knochen bekommt man medikamentös leicht in den Griff, aber die Keime befallen auch die Prothese, wo die Medikamente

Therapie | Ideallösungen sind individuell

nicht wirken können. In diesem Fall muss das künstliche Gelenk entfernt werden. Ein neues Implantat bringt wenig: Die Entzündung breitet sich auch in einem neuen Gelenk rasch wieder aus. Oftmals ist eine Einschläferung des Patienten unumgänglich.

Ein Hund mit künstlichem Hüftgelenk muss auf jeden Fall nach der Operation ruhig gehalten werden. Gerade in den ersten vier Wochen besteht die Gefahr, dass der Kopf wieder aus der Pfanne springt. Das gilt sowohl für vermeidbare Spaziergänge als auch für Bewegung im Haus. Bei temperamentvollen Hunden, bei denen klar ist, dass sie nicht die nötige Ruhe entwickeln können, verbietet sich eine solche schwerwiegenden Operation. Besitzer sollten auch darauf achten, dass ihr Vierbeiner nicht an der Wunde leckt, um ein Eindringen von Bakterien mit anschließender Infektion zu verhindern.

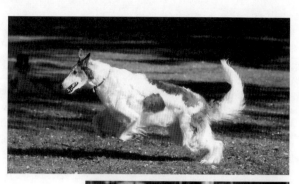

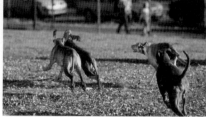

Auf griffigen, weichen Böden kann sich der Hund relativ risikolos austoben. Glatte, rutschige Böden sind hingegen gefährlich.

Alternative Therapiemaßnahmen

Hier darf man nicht von alternativen Heilverfahren sprechen, da eine Heilung der Hüftgelenksdysplasie dadurch nicht erfolgen kann. Als alternative Therapie wird vermehrt die Akupunktur eingesetzt, die sich in zwei Arten gliedert: Die konservative Akupunktur setzt in wiederholten Sitzungen Reize, die die natürlichen Abwehr- und Regenerationskräfte des Körpers aktivieren. Einmalig erfolgt dagegen die Goldimplantation. Dabei werden dem Hund nach vorheriger Röntgenuntersuchung an klassischen Akupunkturpunkten mit einer Hohlnadel Goldimplantate eingesetzt, die eine ständige Reizung ausüben. Beide Arten der Akupunktur zielen auf die Schmerzreduzierung und sind somit eine gute Alternative zur medikamentösen Behandlung, da keine Nebenwirkungen anfallen.
(Lesen Sie hierzu auch unseren Bericht über Goldakupunktur)

Schmerzattacken | NSAIDs

Schmerzen? Das muss nicht sein!

Permanente Schmerzattacken durch eine Hüftgelenksdysplasie müssen nicht sein. Auch wenn betroffene Hunde oftmals durch Lahmheiten auffallen. Dank moderner Medikamente lassen sich die Beschwerden in den meisten Fällen deutlich lindern. Viele Tierärzte verordnen ihren HD-Patienten gerne nicht-steriodale Antiphlogistika (NSAIDs), zu denen übrigens auch das Aspirin für den Menschen gehört.

Nicht nur Menschen empfinden Schmerzen als unangenehm, auch Tiere leiden mitunter extrem darunter. Es gilt heute sogar als gesichert, dass sie entsprechende Belastungen in ganz ähnlicher Weise wie Menschen wahrnehmen. Leider kann man den Grad der Schmerzen im Gegensatz zur Humanmedizin aber nur schwer beurteilen – schließlich teilen Tiere dem Arzt oder Besitzer meistens nicht eindeutig mit, wo es weh tut. Nur wer das Verhalten seines Hundes genau kennt, kann aufgrund von Abweichungen beurteilen, ob er krank ist und gegebenenfalls Maßnahmen ergreifen, mit denen man sein Leiden so erträglich wie möglich macht. Schmerztherapie ist hier das Stichwort.

Wie man Schmerzsymptome erkennt

Mit einer Schmerztherapie sollte man so früh wie möglich beginnen, damit übermäßige Schmerzen gar nicht erst entstehen. Um den Erfolg zu sichern, ist es notwendig, die Verhaltensmuster, die ein Hund unter Schmerz zeigt, rechtzeitig zu erkennen. Der Tierarzt kann dann die Stärke anhand seiner Untersuchung und den Angaben des Tierhalters in ein Beurteilungssystem eintragen.

Hier eine Checkliste, die Ihnen bei der Beurteilung möglicher Schmerzen helfen kann:

- *Zeigt ein Hund Abwehrreflexe oder gar Fluchtverhalten, wenn man sich ihm nähert?*
- *Gibt er ungewohnte Lautäußerungen von sich?*
- *Liegt das Tier apathisch in seinem Korb oder auf dem Fußboden?*
- *Macht der Vierbeiner einen depressiven Eindruck?*
- *Nagt er an seinem Verband?*
- *Kommt es sogar zu Selbstverstümmelungen?*
- *Zeigen sich am Körper Verspannungen oder krümmt sich der Rücken auf?*

In erster Linie ist natürlich der Halter gefragt, der sein Tier am Besten kennt. Wer mit den Verhaltensmustern seines Hundes vertraut ist, registriert schnell, wenn etwas nicht stimmt. So kann schon ein ungewohntes Zucken mit den Ohren auf Unwohlsein und Schmerzen hindeuten.

NSAIDs — Schmerzattacken

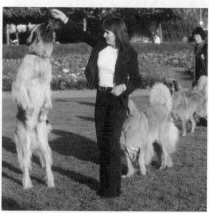
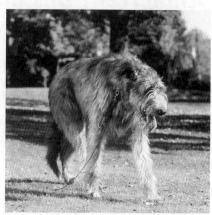

Dank moderner Medikamente lassen sich Schmerzen so weit mindern, dass der Hund nicht mehr unter ihnen leidet.

Verspannungen am Körper und ein aufgekrümmter Rücken können Anzeichen für Schmerzen sein.

Vor und nach der OP

Gerade bei chronischen Krankheiten, zu der auch die Hüftgelenksdysplasie (HD) gehört, kann das Tier weitestgehend beschwerdefrei leben, wenn die Schmerzen wirksam medikamentös behandelt werden. Das gilt unmittelbar vor und nach einer Operation ebenso wie in der Langzeittherapie. Dabei ist es unsinnig, anzunehmen, dass Schmerzen nach einem Eingriff das Tier vor Schäden durch zu starke Bewegung schützen. Dieser Standpunkt ist heute wissenschaftlich nicht mehr haltbar – auch wenn noch immer viele Hundebesitzer an diesem Glauben festhalten. Natürlich sollte bei Auffälligkeiten immer der Tierarzt aufgesucht werden. Wichtig ist nur, dass so früh wie möglich mit einer entsprechenden Therapie begonnen wird. Ansonsten erhöht sich die Schmerzempfindlichkeit: Störungen des Herz-Kreislaufsystems, der Atemwege, des Magen-Darm-Traktes und der Nieren können die Folge sein. Auch Gewichtsverlust, Aggressivität und Selbstverstümmelung lassen sich möglicherweise auf anhaltende Schmerzen zurückführen. Anhand der vom Besitzer geschilderten Symptome und seiner Untersuchungen teilt der Mediziner den angenommenen Schmerz in ein Beurteilungssystem ein. Dadurch wird eine gezielte und individuell eingestellte Therapie überhaupt erst möglich.

Wie misst man Schmerz?

Es gibt vier erprobte Systeme, die zur Beurteilung von Schmerzen herangezogen werden. Nachdem der Tierarzt mit dem Hundehalter über seine Beobachtungen gesprochen und eine eingehende Untersuchung vorgenommen hat, trägt er sein Ergebnis in eines dieser Systeme ein, um weitere Erkenntnisse zu erlangen. Hier die vier Systeme im Einzelnen:

- **Visuelle Analogskala (VAS):** *Sie besteht aus einer 100 Millimeter langen Linie, deren eines Ende nicht vorhandenen Schmerz markiert und deren anderes Ende den Messbereich für starke Schmerzen bildet. Auf dieser Linie markiert der Arzt an der Stelle, für die er die Intensität annimmt, einen Punkt. Der Wert wird in Millimetern angegeben.*
- **Numerische Beurteilungsskala (NRS):** *Sie besteht aus einer Linie mit Zahlen von Eins bis Zehn. Der Arzt gibt hier die Zahl an, die er aufgrund seiner Einschätzung vermutet. Diese Methode halten viele für etwas ungenauer, als die visuelle Analogskala.*
- **Einfache deskriptive Skala (EDS):** *Sie besteht aus vier bis fünf Beschreibungen, die die Stärke des Schmerzes charakterisieren. Typisch sind: Kein Schmerz, geringgradiger Schmerz, mäßiger und starker Schmerz.*
- **Multifaktorielle Schmerzskala:** *Hier werden verschiedene Verhaltensweisen beschrieben und anschließend mit einer Note bewertet. Aus der Summe der Teilnoten wird schließlich der Schmerzgrad ermittelt.*

Entzündungen gezielt bekämpfen

Sowohl bei akuten Fällen, zum Beispiel vor und nach einer Operation, als auch in der Langzeittherapie, sollten Medikamente zum Einsatz kommen, die sowohl entzündungshemmend als auch schmerzlindernd wirken. Natürlich ist es

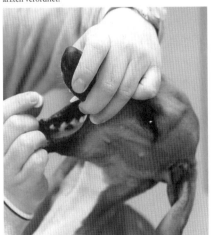

Nicht-steriodale Antiphlogistika werden gerne von Tierärzten verordnet.

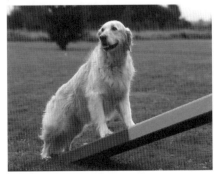

Auch nach OPs kommen so genannte NSAIDs zum Einsatz, um den Hund schmerzfrei zu halten. Körperliche Belastungen sollten jedoch trotzdem langsam angegangen werden.

NSAIDs — Schmerzattacken

wenig hilfreich, wenn mit ihrem Einsatz starke Nebenwirkungen verbunden sind. Das Krankheitsbild Hüftgelenksdysplasie wird dabei vielleicht wirksam behandelt, aber andere Probleme führen zu einer Verschlechterung des Allgemeinzustandes und zwingen ihrerseits zu weiteren medizinischen Maßnahmen.

Eine Gruppe von Wirkstoffen, die bei chronischen Gelenkserkrankungen zum Einsatz kommt, sind die so genannten nicht-steroidalen Entzündungshemmer (NSAIDs). Ein wesentlicher Vorteil: Sie enthalten kein Kortison, damit verbundene Nebenwirkungen können vermieden werden. Dies ist allerdings kein Grund, seinem Hund einfach ohne tierärztlichen Rat ein NSAID zu geben und auf ein Wunder zu hoffen. Ein Nachteil der NSAIDs ist nämlich ihre spezifische Wirkung, die nicht von einem Lebewesen auf das andere übertragbar ist. Was dem Hundehalter hilft, muss also nicht zwangsläufig seinem Hund helfen. Eine enge Absprache mit dem behandelnden Tiermediziner ist absolut notwendig.

Drei Wirkstoffe

Drei Beispiele sollen verdeutlichen, wo die entsprechenden Medikamente ansetzen, um an HD leidenden Hunden mit Schmerzen zu helfen: Meloxicam, der Wirkstoff in dem Medikament *Metacam*® von Boehringer Ingelheim, Firocoxib im Medikament *Previcox*®

von Merial, und Tepoxalin, ein Wirkstoff, den die Essex Tierarznei in ihrem Medikament *Zubrin*® einsetzt. Alle drei bekämpfen gezielt Entzündungen im Körper und lindern die Schmerzen, die mit einer Hüftgelenksdysplasie einhergehen können. Während Meloxicam zu den bevorzugten COX-2 Hemmern zählt, handelt es sich bei Firocoxib um einen spezifischen COX-2 Hemmer. Dabei ist der Einsatz dieser Wirkstoffe nicht alleine auf die Hüftgelenksdysplasie beschränkt, sondern erfolgt generell bei dem Krankheitsbild der Osteoarthritis, einer sekundären Erkrankung unter anderem als Folge von HD.

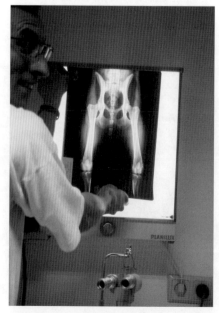

NSAIDs kommen nach Absprache mit dem Tierarzt auch bei sekundären Erkrankungen zum Einsatz, die als Folge der HD auftreten.

Schmerzattacken | NSAIDs

Sekundäre Erkrankungen

Wie es zu so genannten sekundären Erkrankungen der Hüfte kommen kann? Beim gesunden Hund passen der Oberschenkelkopf und die Gelenkpfanne des Beckenknochens reibungslos ineinander, und bilden so das Hüftgelenk. Bei der Hüftgelenksdysplasie, einer genetisch bedingten Störung des Bewegungsapparates, herrscht im Hüftgelenk ein zu großer Bewegungsspielraum. Durch die daraus resultierende Fehlbelastung wird der Gelenkknorpel angegriffen und kann sogar vollständig aufgerieben werden. Schmerzhaft sind dabei nicht nur der Abbau des Knorpels, sondern die weiteren Folgen, zum Beispiel Osteoarthrose als sekundäre Begleiterscheinung.

Weitere Ursachen

Diese Gelenkerkrankung kann auch andere Ursachen haben, zum Beispiel Infekte oder Verletzungen der Bänder und Sehnen. Aber sie schreitet immer degenerativ fort. Sie ist unheilbar. Der Knochen unter dem abgenutzten Knorpel verhärtet sich und bildet knöcherne Zuwächse aus. Begleitet ist dieser Prozess von Entzündungen, die starke Schmerzen verursachen und dem Hund die Freude an der Bewegung verleiden. Oft merkt man dem Vierbeiner eine mögliche Erkrankung nicht sofort an. Sobald aber eine Beeinträchtigung des Hundes durch klinische Anzeichen ersichtlich ist, sollte unverzüglich mit einer geeigneten Therapie begonnen werden, um dem Tier unnötiges Leiden zu ersparen.

Entzündungssymptome

Äußerlich erkennt man eine Entzündung an einer Rötung, Erwärmung, Schwellung, gestörten Funktion und Schmerzempfindlichkeit der betroffenen Stelle. Im Körper wird sie durch so genannte Mediatoren (Vermittlerstoffe) angezeigt. Zu ihnen gehören Prostaglandine, hormonähnliche Stoffe, die zuerst im Sperma nachgewiesen wurden. Daher rührt auch ihr Name: Ursprünglich nahm man an, sie würden in der Prostata gebildet. Wesentlichen Anteil an der Bildung von Prostaglandinen hat das Enzym Cyclooxygenase (COX). Man kennt die sogenannte Cyclooxygenase 1 (COX-1), die im Körper physiologischerweise vorkommt und die Cyclooxygenase 2 (COX-2), die bei Gewebeverletzungen entwickelt wird und für die Schmerz- und Entzündungsreaktion im Körper verantwortlich gemacht wird. Das Prinzip der Schmerz- und Entzündungshemmung hemmt idealerweise das COX-2 und schont das COX-1. Moderne Schmerzmittel, die selektiver COX-2 hemmen wurden entwickelt, um neben einer Schmerzbekämpfung möglichst wenig Nebenwirkungen zu verursachen.

NSAIDs | Wirkungsweise der NSAIDs

Auch Kombis sind möglich

Anfang der 70er Jahre erbrachte der englische Wissenschaftler Sir John Vane den Nachweis, dass die NSAIDs das Enzym Cyclooxygenase (COX) hemmen, und somit die Bildung von Prostaglandinen beinträchtigen. Für diese Entdeckung erhielt er 1982 zusammen mit seinen Kollegen Sune K. Bergström und Bengt Ingemar den Nobelpreis für Medizin.

Anfang der 90er Jahre entdeckte man zwei Formen dieses Enzyms, COX-1 und COX-2. Beide sind für die Produktion von Prostaglandinen verantwortlich, wirken aber unterschiedlich. COX-1 ist in den meisten Geweben auf relativ konstantem Niveau vorhanden. Es bildet Prostaglandine, die hauptsächlich für die Schutzfunktion in verschiedenen Organen verantwortlich sind, unter anderem für eine einwandfreie Magenschleimhaut. Hemmt man dieses Enzym zu stark, sind größere Nebenwirkungen zu befürchten. Neben Magen-Darm-Irritationen können auch Nierenprobleme auftreten. Sogar eine verlängerte Gerinnungszeit des Blutes ist möglich. Demgegenüber wird COX-2 durch eine Entzündung aktiviert: Es bildet Prostaglandine, die eine Entzündung aufrechterhalten, gerade das, was in der Behandlung der HD verhindert werden soll.

COX-2-Blockierung

Mit der Entdeckung dieser beiden Formen gelangte man zu dem Schluss, dass die entzündungshemmende Wirkung der NSAIDs hauptsächlich auf die Blockierung von COX-2 zurückzuführen ist. Mögliche Nebenwirkungen wurden größtenteils in Zusammenhang mit der Hemmung von COX-1 vermutet. Als ideal wurde also eine geringe Hemmung von COX-1 bei gleichzeitiger starker Hemmung von COX-2 angesehen. Dadurch werden Entzündungen gemildert, gleichzeitig aber wichtige Funktionen wie die Blutgerinnung und der Eigenschutz der Magenschleimhaut nicht beeinträchtigt. Die genannten Medikamente sollen also gezielt solche Mediatoren unterdrücken, die für die Aufrechterhaltung einer Entzündung verantwortlich sind, ohne gleichzeitig das Enzym COX-1 zu beeinflussen. Man unterscheidet deshalb bei den NSAIDs die sogenannten bevorzugten und spezifischen COX-2 Hemmer. Meloxicam ist ein bevorzugter COX-2 Hemmer, der in

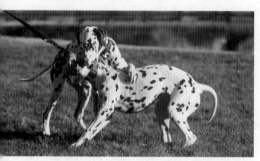

NSAIDs halten Hunde schmerzfrei und beugen Entzündungen vor. So ist oftmals ein relativ beschwerdefreies Leben möglich.

Wirkungsweise der NSAIDs

NSAIDs

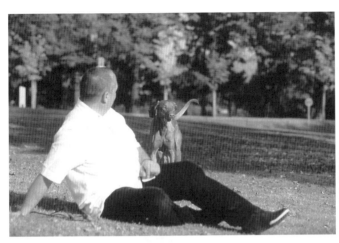

Immer mehr Hundehalter vertrauen auf medikamentöse Therapien, weil sie merken, dass es ihrem Hund damit besser geht.

therapeutischer Konzentration bevorzugt COX-2 aber auch COX-1 hemmt. Firocoxib gehört zu den so genannten Coxiben, einer Klasse von Wirkstoffen, die COX-2 selektiv hemmen und so den COX-1 Weg aussparen. Das Ziel ist hierbei eine zielgerichtetere Schmerzbekämpfung mit weniger Nebenwirkungen.

Leukotriene

Weitere Mediatoren sind die stark mit den Prostaglandinen verwandten Leukotriene, die durch 5-Lipoxygenase (5-LOX) gebildet werden. Die meisten Wirkstoffe blockieren 5-LOX nicht – mit Ausnahme von Tepoxalin. Untersuchungen haben gezeigt, dass gerade die Nebenwirkungen im Magen-Darm-Bereich durch die Hemmung von 5-LOX günstig beeinflusst werden. Der wesentliche Unterschied zwischen Tepoxalin und den beiden anderen Wirkstoffen ist also die zusätzliche Hemmung von 5-LOX. Eine COX-2-Hemmung geht von allen Dreien aus.

Auch Therapie begleitend

Da bei der Behandlung der Hüftgelenksdysplasie häufig ein medizinischer Eingriff erforderlich ist, müssen Schmerzen sowohl im Umfeld der Operation als auch in der nachfolgenden Behandlung gemildert werden. Bereits im Vorfeld sollte eine Sensibilisierung der Nerven durch fehlende Schmerztherapie gesenkt werden, damit die Ausbildung eines Schmerzgedächtnisses von Anfang an verhindert werden kann. Ein Schwerpunkt im Einsatz bei HD ist allerdings, da es sich um eine chronische Erkrankung handelt, die Langzeittherapie.

NSAIDs — Wirkungsweise der NSAIDs

Durch die Schmerz- und Entzündungshemmung beim Einsatz von NSAIDs kann die fortschreitende Erkrankung und somit auch die Schädigung des Knorpels verlangsamt werden. Der Knorpel hat somit Zeit sich teilweise zu regenerieren.

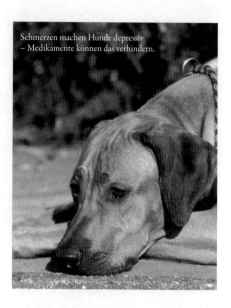

Schmerzen machen Hunde depressiv – Medikamente können das verhindern.

Dringt tief ins Gewebe ein

Setzt man Medikamente ein, sollen sie natürlich möglichst punktgenau wirken, also in dem chronisch entzündeten Gewebe. Ein Vorteil für einige NSAIDs: Sie sind schwache Säuren, können also hervorragend das entzündete Gewebe durchdringen (alle NSAIDs dringen ins Gewebe ein, sonst käme es zu keiner Schmerz- und Entzündungshemmung). Bei chronischen Erkrankungen sollte eine ununterbrochene Dauertherapie einer Intervalltherapie, bei der dem Hund in regelmäßigen Abständen mit unterschiedlichen Pausen in der Zwischenzeit die verordneten Medikamente verabreicht werden, vorgezogen werden. Treten wiederholt Pausen in der Therapie auf, kann es erneut zu Entzündungen und damit verbundenen Schmerzen kommen. Nicht nur, dass der Hund dadurch unnötig leidet – auch die Freude an der Bewegung wird immer wieder verhindert. Damit ist nicht der Sprint über den Teerweg gemeint, sondern kontrollierte (je nach Grad der HD am besten an der Leine), mäßige Bewegung. Bleibt diese gänzlich aus, kann es in der Folge zu Gewichtszunahme, Verkümmerung einzelner Muskelpartien und einer damit einhergehenden weiteren Destabilisierung der Gelenke kommen.

Unverträglichkeiten

Risiken bestehen bei den NSAIDs, wenn Tiere behandelt werden, die eine Leber- oder Nierenschwäche aufweisen. Auch Herzleiden sollten zur Vorsicht mahnen. Zwar führt ein klassisches NSAID nicht zu einer Insuffizienz der Organe, kann aber bei bestehender Erkrankung zu einer Verschlechterung beitragen. Unerwünschte Wirkungen lassen sich natürlich nie völlig ausschließen, ebenso wenig wie Unverträglichkeiten einem bestimmten Wirkstoff gegenüber. Deshalb gibt es immer wieder

Wirkungsweise der NSAIDs — NSAIDs

Neuentwicklungen, wie jetzt die Einführung der Wirkstoffklasse der Coxibe mit dem Wirkstoff Firocoxib für den Hund. Diese Coxibe zeigen eine zielgerichtetere Schmerzbekämpfung mit weniger Nebenwirkungen. Um genau den richtigen Wirkstoff unter Nutzen/Risiko Abwägung auszuwählen, sollte deshalb immer ein Tierarzt aufgesucht werden. Bei bestehenden Erkrankungen muss der behandelnde Tierarzt in Absprache mit dem Tierhalter das Verhältnis von Nutzen und Risiko abwägen.

Kombinierte Therapien

Gerne wird bei chronischen Erkrankungen eine Kombinationstherapie, z.B. ein NSAID und ein Ergänzungsfuttermittel zur Unterstützung der Gelenkfunktion (Canosan®) eingesetzt. Der Vorteil liegt darin, dass die einzelnen zu verabreichenden Mengen bei gleich bleibendem Therapieerfolg reduziert werden können, somit natürlich auch Nebenwirkungen und Unverträglichkeiten. Bleibt die Dosis dagegen unverändert, wird der Schmerz in größerem Ausmaß gesenkt. Wünschenswert ist auch ein

NSAIDs in Kürze

Diese Medikamentengruppe bekämpft Schmerzen und Entzündungen. Der bekannteste Vertreter dürfte wohl Aspirin sein, das viele Haushalte im Apothekenschrank stehen haben und nicht für Hunde geeignet ist. Die NSAIDs können als simple „Schmerzkiller" eingesetzt werden, obschon es für diesen Zweck andere Medikamente gibt. Dagegen werden sie sehr effektiv als Entzündungshemmer eingesetzt, bevorzugt bei Arthritis. Die Entzündung wird durch die Blockierung der Prostaglandine bekämpft. Aber es gibt auch „gute" Prostaglandine, die für wichtige Lebensfunktionen, zum Beispiel die Magenschleimhaut, wichtig sind. Magen-Darm Beschwerden gelten aus diesem Grund als gefürchtete Nebenwirkungen. Auch Patienten mit Herz-, Leber- und Nierenbeschwerden sollten nur unter strenger Aufsicht mit diesen Medikamenten behandelt werden. Gerade diese Nebenwirkungen versucht man bei den neueren Medikamenten gezielt auszuschalten.

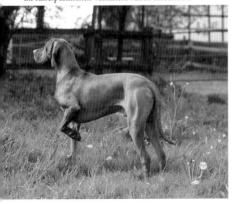

Schmerzfreiheit ist für Hunde eine Grundvoraussetzung, um ihr rassespezifischen Verhaltensweisen auszuleben.

NSAIDs — Wirkungsweise der NSAIDs

Medikament, bei dem mit der Zeit eine Erhaltungsdosis, die unter der zu anfangs verabreichten Menge liegt, ausreicht, um die Entzündungssymptome zu unterdrücken.

Schnell und konstant

Eine Dauertherapie erfordert aber immer ein Zusammenwirken von Tierarzt und Hundebesitzer. Es ist natürlich wichtig, dass die Medikamente möglichst schnell wirken. Gleichzeitig muss der Effekt aber auch über 24 Stunden relativ konstant anhalten, um zu verhindern, dass es gerade nachts zu ungewollten Schmerzschüben kommt. Alle drei Medikamente zeigen bereits nach etwa anderthalb Stunden ihre maximale Konzentration und die Wirkung hält über einen Zeitraum von 24 Stunden an. - Somit muss der Hund nur einmal täglich behandelt werden.

Verabreichungs-Tipps

Die schnellste Wirkung entfaltet ein Medikament, wenn es intravenös gespritzt wird. Für den Tierarzt die ideale Möglichkeit, gezielt in den Krankheitsverlauf eingreifen zu können. Für ihn stellt die Injektion kein Problem dar – er ist ja entsprechend ausgebildet. Der Hundehalter dagegen braucht andere Möglichkeiten, ein Medikament zu verabreichen. Deshalb gibt es schmackhafte Kautabletten (z.B. mit Rauchfleischgeschmack) die die Verabreichung erleichtern und somit eine Langzeitbehandlung einfach gestalten, was bei einer Erkrankung wie der HD besonders wichtig ist.

Neben Kautabletten gibt es auch eine zusätzliche Form der Verabreichung. Manche Medikamente gibt es auch als Suspension. Die Flüssigkeit wird einfach unter das Futter gemischt. Schmeckt sie lecker, zum Beispiel nach Honig, haben Hunde kein Problem damit, ihren Napf leer zu fressen und dabei auch die medizinischen Wirkstoffe aufzunehmen.. Unbedingt achten sollte man auch auf eine einfache Dosierung, die sich exakt an dem Gewicht des Vierbeiners orientiert. HD ist schließlich nicht nur bei großen Hunden ein Thema; auch mittlere und kleine Tiere sind betroffen.

Eine weitere Möglichkeit sind Tabletten, die im Prozess einer Gefriertrocknung hergestellt werden. Sie müssen dem Hund lediglich in die Maulhöhle gelegt werden und zerfallen dort sofort nach dem Kontakt mit dem Speichel - ein Ausspucken ist nicht mehr möglich.

Bei der Diagnose HD erschrecken viele Hundehalter, aber dank einer Kombination verschiedener Therapiemöglichkeiten, kann der Vierbeiner in vielen Fällen ein würdiges Leben führen. Dazu gehört Schmerzfreiheit unbedingt dazu. Medikamente sollten daher nicht als Belastung, sondern als Chance gesehen werden.

Verschiedene Wege zum Erfolg

Bei Erkrankungen des Bewegungsapparates sollte jede Therapie durch zusätzliche Maßnahmen unterstützt werden – die Hüftgelenksdysplasie bildet da keine Ausnahme. Dabei sollte man auch vor alternativen Behandlungsmethoden nicht zurück schrecken. Hier eine Übersicht über mögliche Maßnahmen, die allesamt mit einer NSAID-Therapie kombiniert werden können:

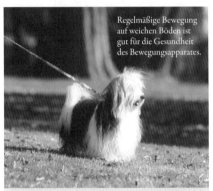

Regelmäßige Bewegung auf weichen Böden ist gut für die Gesundheit des Bewegungsapparates.

Allgemeine Maßnahmen:

- Das Körpergewicht hat einen entscheidenden Einfluss auf das Ausmaß der Beschwerden. Daher sollte ein Hund kontrolliert gefüttert werden, um Übergewicht zu vermeiden.
- Natürlich sollten Dauerbelastungen und Spitzensport vermieden werden. Das bedeutet aber nicht, dass der Hund ruhig gestellt werden muss. Ideal ist regelmäßige Bewegung auf weichen Böden, um die Beweglichkeit und Bemuskelung zu erhalten.
- Der Liegeplatz des Hundes sollte trocken und warm sein.

Physiotherapie:

- Durch regelmäßige Massage werden die Durchblutung und der Stoffwechsel angeregt, mit dem Effekt der Schmerzlinderung.
- Die Bewegungstherapie erfolgt erst durch passive, später auch durch aktive Übungen.
- Mit einer Elektrotherapie wird die Durchblutung des Gewebes gefördert. Gelockerte Muskeln und freigesetzte Endorphine reduzieren die Schmerzen.
- Ultraschallwellen erwärmen das Gewebe, Krampfneigung und Schmerz nehmen ab, die Dehnbarkeit nimmt zu.
- Mittels der Unterwassertherapie lassen sich anfänglich schmerzhafte Bewegungen leichter trainieren, da der Bewegungsapparat entlastet wird.
- Thermotherapie: Wärmeanwendungen verbessern die Durchblutung und fördern die Dehnbarkeit von Bändern, Sehnen und Narbengewebe. Kältebehandlungen wirken Schwellungen entgegen und senken die Nervenleitgeschwindigkeit.

| NSAIDs | Rundum-Betreuung |

Alternative Therapien:

Akupunktur stimuliert bestimmte Energiepunkte und kann unter anderem genutzt werden, um Schmerzen zu reduzieren. Eine spezielle Form der Akupunktur sind Goldimplantate. Dabei werden Goldpartikel in die Nähe des betroffenen Gelenks eingebracht und sollen dort eine Linderung bewirken - eine Therapie, die erfahrenen Spezialisten vorbehalten bleibt.

Natürlich sollte man die verschiedenen Behandlungsmethoden vernünftig miteinander kombinieren. Ein bewusstes Krankheitsmanagement in Abstimmung mit dem Tierarzt ist bei langwierigen Heilungsprozessen dringend anzuraten.

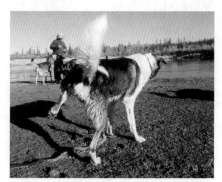
Das plötzliche Hochhalten eines Hinterbeines kann auf eine Schmerzattacke hinweisen.

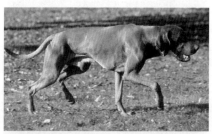
Zur Bewegungstherapie gehören neben passiven Übungen natürlich auch aktive.

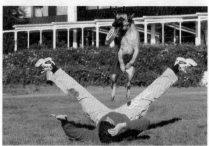
Extrembelastungen wie sie beim Dog Frisbee entstehen, sind für HD-Hunde absolut tabu.

Worauf Sie achten sollten:

- Mit einer Therapie sollte möglichst frühzeitig begonnen werden.
- Zeigt der Hund Symptome, die auf HD hindeuten?
- Gehen Sie bei Verdacht unbedingt zum Tierarzt.
- Liegt bereits eine Osteoarthrose vor?
- Hat der Hund Schmerzen?
- Wenn ja, wie stark?
- Ist eine Operation nötig?
- Medikamente (z.B. NSAIDs) hemmen gezielt Entzündungen und Schmerzen.
- Welche Nebenwirkungen und Unverträglichkeiten gibt es?
- Wie verabreicht man das Medikament?
- Medikamente allein reichen nicht - eine umfassende Therapie ist erforderlich.

Trendtherapie Chiropraktik — **Interview**

Fortbildung für Tierärzte macht Sinn

Chiropraktik und Physiotherapie liegen voll im Trend. Doch können manuelle Methoden, die funktionale Störungen der Wirbelsäule und des Bewegungsapparates erkennen, einem an HD erkrankten Hund wirklich helfen? Offensichtlich ja – vorausgesetzt, ein Fachmann legt Hand an. Da weder die Berufsbezeichnung Chiropraktiker noch Physiotherapeut in Deutschland geschützt sind, tummeln sich mitunter Scharlatane in diesem Bereich. Doch es gibt Möglichkeiten, die Spreu vom Weizen zu trennen. Wir sprachen mit der Veterinärmedizinerin Dr. med. vet. Alexandra Keller über Sinn und Zweck manueller Methoden und auch über Ausbildungskriterien.

Könnten Sie kurz umreißen, welchen Stellenwert die Behandlung von HD innerhalb der Physiotherapie und der Chiropraktik einnimmt? *(Prozentsatz von HD-Behandlungen im Vergleich zu anderen therapeutischen Maßnahmen, Entwicklung innerhalb der letzten zehn Jahre, Prognose)*

Die Hüftgelenksdysplasie (HD) zählt zu den häufigsten angeborenen Erkrankungen des Bewegungsapparates bei Hunden und spielt sowohl in der Physiotherapie als auch in der Chiropraktik eine wichtige Rolle. Die meisten Tiere werden allerdings noch nach einer Operation zum Muskelaufbau oder im hohen Alter mit massiven Verschleißerscheinungen und damit verbundenen hochgradigen Schmerzen beim Physiotherapeuten oder Chiropraktiker vorgestellt.

In den letzten Jahren wurde intensiv versucht, die Ursache für die Entstehung der HD zu klären und es gilt als bewiesen, dass neben der genetischen Veranlagung entwicklungsbedingte und verschiedenste weitere Faktoren existieren, die das Krankheitsbild der HD bewirken. Im Rahmen dieser Erkenntnis wird auch bei der Entstehung der Symptome von HD die vorbeugenden Maßnahmen eine immer größere Rolle spielen. Hierzu zählen neben Diätetik (Gewichtskontrolle und Nahrungsergänzung), Umwelt, auch physiotherapeutische und chiropraktische Behandlungen, die in die Entstehung von chronischen Fehlbelastungen eingreifen können und diesen zum Teil vorbeugen

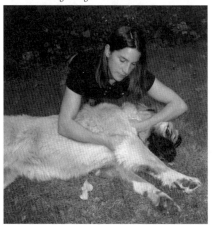

Chiropraktiker sehen ihren Behandlungsansatz als ganzheitliche Therapie. Deshalb werden nie nur Becken und Hintergliedmaßen, sondern der ganze Hund behandelt. Dr. med. vet. Alexandra Keller sieht in der Physiotherapie eine wertvolle Ergänzung zur Schulmedizin.

Interview — Trendtherapie Chiropraktik

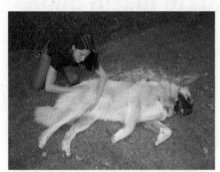

Dr. med. vet. Alexandra Keller behandelt einfühlsam die Hüfte ihres Patienten. Spezifische Handgriffe sollen Bewegungsblockaden lösen. Je früher mit einer chiropraktischen Behandlung begonnen wird, desto besser.

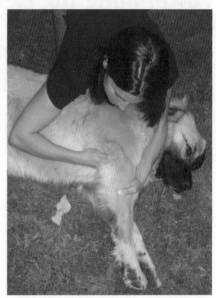

Der Entstehung starker Schmerzen und massiver Verschleißerscheinungen kann durch einen guten Chiropraktiker vorgebeugt werden.

können. Es ist also zu erwarten, dass in Zukunft Hunde mit angeborenen Veränderungen auch schon als Jungtier vorgestellt werden.

Konkret: Wo liegen die Möglichkeiten der HD-Behandlung innerhalb der Chiropraktik?

Bevor ich über die Möglichkeiten der HD-Behandlung innerhalb der Chiropraktik spreche, möchte ich kurz erklären, was Chiropraktik ist.

Chiropraktik ist eine manuelle Methode, die funktionelle Störungen der Wirbelsäule und des Bewegungsapparates erkennt und behandelt. Liegen Bewegungseinschränkungen („Blockaden") vor, werden diese durch spezifische Handgriffe gelöst und somit die Funktion des Bewegungsapparates und des Nervensystems wiederhergestellt. Die Chiropraktik hat damit einen positiven Effekt auf den gesamten Organismus und trägt über eine Stimulation des Immun- und Hormonsystems positiv zum Heilungsverlauf des Patienten bei.

Speziell bei der HD-Behandlung kann die Chiropraktik Verschleißerscheinungen, die infolge der Instabilität des Hüftgelenkes entstehen, vorbeugen. Die Instabilität muss von dem Hund kompensiert werden und häufig treten dann auch Probleme an anfangs nicht veränderten Gelenken auf. Diese Kompensation führt zu einer fehlerhaften Symmetrie und Biomechanik der Wirbelsäule und kann sich damit negativ auf das gesamte Nervensystem auswirken. Über längere Zeit kommt es zu Veränderungen des Gelenkknorpels und die Funktion des

Trendtherapie Chiropraktik — Interview

Nervensystems ist eingeschränkt. Diese Verschleißerscheinungen können dann nicht mehr oder nur zu einem gewissen Teil rückgängig gemacht werden können. Die chiropraktische Behandlung sollte bei einem HD-Patienten so früh wie möglich, optimalerweise schon im Welpenalter, begonnen werden. Hunde mit einem HD-Befund werden dann in regelmäßigen Abständen chiropraktisch behandelt, wobei der Zeitraum zwischen den Behandlungen abhängig vom Schweregrad der HD ist. Die Entwicklung von Verschleißerscheinungen und damit die Entstehung von Schmerzen und Lahmheiten kann dadurch verzögert oder ganz verhindert werden. Die Chiropraktik trägt bei einem HD-Patienten entscheidend zum Erhalt der Lebensqualität und des Wohlbefindens bei.

Konkret: Was kann ein Physiotherapeut für einen vierbeinigen HD-Patienten tun?

Die Möglichkeiten der HD Behandlung innerhalb der Physiotherapie sind sehr vielfältig. Genauso wie bei der Chiropraktik behandelt auch der Physiotherapeut nach einem ganzheitlichen Ansatz. Es wird niemals nur das Becken und Hintergliedmaßen sondern vielmehr immer der gesamte Hund behandelt. Dieser „ganzheitliche Ansatz" ist besonders wichtig, da über die Wirbelsäule immer eine funktionelle Verbindung und Beeinflussung besteht. Das Wissen über die gegenseitigen Beeinflussung von Skelett, Nerven- und Blutgefäßsystem, Muskulatur und Organen hilft, die Entwicklung chronischer und therapieresistenter Krankheitsbilder und damit auch der HD zu verhindern oder zumindest die Folgen zu lindern.

Primär ist das wichtigste Ziel die Schmerzlinderung. Neben Medikamenten ist der Einsatz von z.B. Kälte- und Wärmetechniken, Massagen, Wasser, Reizstrom, aber auch die Mobilisierung der Wirbelsäule und der Gelenke durch die Chiropraktik eine sinnvolle Methode. Die Entzündungsbekämpfung (z.B. Cold Packs), insbesondere nach Operationen, führt zu einem schnelleren Heilungsverlauf und dient damit der Förderung der physiologischen Belastung

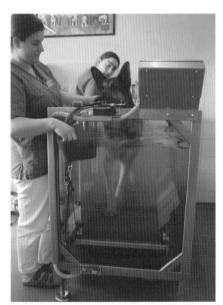

Physiotherapeuten setzen auch Unterwasserlaufbänder ein, um die Muskulatur ihrer Patienten möglichst belastungsfrei wieder aufzubauen.

Interview
Trendtherapie Chiropraktik

der Gliedmaßen.

Bei der Prävention und Behandlung von Fehlbelastungen der Gliedmaßen und der Wirbelsäule, die zum Ausgleich der Instabilität im Beckengelenk entstehen, kommen ebenfalls Massagetechniken, aber auch passive und aktive Bewegungstherapien zum Einsatz. Einer möglichen Muskelatrophie kann damit vorgebeugt werden, eine vorhandene Atrophie kann so behandelt werden. Neben den rein manuellen Behandlungsmöglichkeiten werden auch spezielle apparative Methoden, wie z.B. Laufband, Unterwasserlaufband oder Stoßwellen eingesetzt. Diese Methoden sind dann kostenintensiver und können nur von Fachkräften durchgeführt werden.

Die Effizienz der Physiotherapie ist zu einem entscheidenden Teil von der Zusammenarbeit mit dem Besitzer abhängig. Durch die genaue Anleitung kann dieser zu Hause Übungen und Trainingseinheiten durchführen. In regelmäßigen Abständen ist eine Kontrolle durch den Physiotherapeuten notwendig.

Die Entscheidung welche der Methode bei dem einzelnen Hund eingesetzt werden soll, liegt im Ermessen des behandelnden Physiotherapeuten und ist entscheidend von dem Ausmaß der Symptome abhängig.

Wo sind die Grenzen von Physiotherapie und Chiropraktik (nur auf HD bezogen)?

Die Physiotherapie oder Chiropraktik kann im optimalen Fall und vor allem, wenn sie frühzeitig angewendet wird, Verschleißerscheinungen der Gelenke und der Gelenkknorpel und damit die Entstehung einer Arthrose verzögern, die aufgrund der Instabilität der Hüftgelenke bei einer HD entstehen. Durch gezielten Muskelaufbau können die Gelenke entlastet werden. Sind die Verschleißerscheinungen schon fortgeschritten und zeigt der Hund Schmerzen und eine hochgradige Lahmheit, können Methoden der Physiotherapie und die Chiropraktik dazu beitragen, diese Schmerzen zu lindern.

Je nach dem klinischen und radiologischen Schweregrad der HD, dem Gewicht und dem Alter des Hundes kann es allerdings notwendig sein, durch einen chirurgischen Eingriff das Hüftgelenk zu stabilisieren. Es gibt verschiedene Methoden, die abhängig von Größe und Alter des Tieres und nicht zuletzt auch von der Erfahrung des Operateurs ausge-

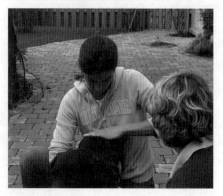

Hundehalter, die bereits selbst einmal positive Erfahrungen mit der Chiropraktik gemacht haben, wollen diese Möglichkeit auch für ihren Vierbeiner nutzen.

wählt werden.

In diesen Fällen kann die Physiotherapie durch eine postoperative Behandlung zu einer schnelleren Rekonvaleszenz führen. Funktionelle Störungen in der Wirbelsäule und der Gelenke können durch eine chiropraktische Behandlung erkannt und behandelt werden, und unterstützen damit ebenfalls den Heilungsverlauf.

Ist es eine bestimmte Patientengruppe, mit der Sie es zu tun haben oder sind alle Altersgruppen, Rassen etc. vertreten?

Das klinische Bild der HD tritt vorwiegend bei großen und sehr großen Hunderassen auf. Allerdings sind auch auf Röntgenbildern von Hüften bei kleineren Hundrassen (Körpergewicht < 20kg) durchaus Anzeichen der HD oder der Hüftgelenksarthrose zu erkennen, wobei diese Tiere in der Regel keine Symptome zeigen. Das Gewicht hat also einen bedeutenden Einfluss auf die Entstehung von Schmerzen und Lahmheiten.

Es gibt auch verschiedene Studien, welche Rassen besonders HD gefährdet sind. Nach Untersuchungen von der Universität in Zürich zählen der Golden Retriever, der Labrador Retriever, der Deutsche Schäferhund, der Neufundländer und die Setter zu den besonders gefährdeten Rassen. Gründe für die hohe Zahl von HD Erkrankungen liegen in der Art des gebilligten Zuchteinsatzes in den verschiedenen Rasseklubs.

Nur beim Junghund können durch diätetische, haltungsassoziierte und medikamentelle Maßnahmen die Ausbildung der Symptome der HD verzögert oder sogar ganz verhindert werden. Beim erwachsenen Tier sind entstandene Verschleißerscheinungen nahezu nicht mehr rückgängig zu machen. Wie bereits erwähnt, werden bei Physiotherapeuten und Chiropraktikern meistens Hunde mit ausgebildeten Symptomen vorgestellt. Dieses klinische Erscheinungsbild der HD, welches mit zum Teil hochgradigen Schmerzen und Lahmheiten verbunden ist, tritt in der Regel erst beim älteren Tier auf. Nach Abschluss des Wachstums kann das Hüftgelenk nicht mehr im positiven Sinne verändert oder beeinflusst werden. Durch die Instabilität im Hüftgelenk entwickelt sich aus der HD die Hüftgelenksarthrose (Coxarthrose). Entzündungsvorgänge und Knorpel- und Knochenzubildungen verändern das Hüftgelenk und die Beweglichkeit ist mehr oder weniger deutlich eingeschränkt. Die Behandlungsformen konzentrieren sich dann hauptsächlich auf Schmerzreduktion und Reduktion der Verschleißerscheinungen.

Sind Physiotherapeut und Chiropraktiker meistens die ersten Ansprechpartner bei HD oder kommen die Patienten, nachdem sie andere Therapien hinter sich haben?

Der erste Ansprechpartner bei HD ist mit Sicherheit der Tierarzt. Dies gilt besonders dann, wenn klinische Symptome auftreten. Auch in der Präventivmedizin ist es meist zuerst der Tierarzt, der in einer Routineröntgenaufnahme,

Interview — Trendtherapie Chiropraktik

die bei den Rasseverbänden im Alter von ein bis zwei Jahren vorgeschrieben ist, die HD diagnostiziert. Zu wünschen ist eine gute Zusammenarbeit der Tierärzte mit Physiotherapeuten und Chiropraktikern, um eine frühzeitige und vorbeugende Behandlung der betroffenen Hunde zu ermöglichen.

Nur ein geringer Teil der Patienten wird direkt vorgestellt. Bei den Chiropraktikern ist dieser Anteil noch etwas höher, wobei die Besitzer meistens schon eigene positive Erfahrung bei einem Chiropraktiker gemacht haben und somit auf diese speziellen Behandlungsmethode aufmerksam geworden sind.

Sehen Sie die Physiotherapie und Chiropraktik als ergänzende Maßnahmen zu schulmedizinischen Therapien?

Diese Frage lässt sich ganz klar mit „Ja" beantworten. Die Vielfältigkeit der Physiotherapie ermöglicht als wichtiger Therapiebestandteil ergänzend zu der Schulmedizin eine schnellere Rehabilitation und eine effektive Schmerzlinderung der Patienten. Besonders in der Präventivmedizin bietet der ganzheitliche Ansatz der Chiropraktik und der Physiotherapie eine sinnvolle Ergänzung zur klassischen Veterinärmedizin. Das Wissen um Ursache und Wirkung der Schmerzen ermöglicht eine gezielte Behandlung und es kann schon vor dem Entstehen der Symptome der HD in das Krankheitsgeschehen eingegriffen werden.

Zeichnet sich Ihrer Erfahrung nach

> **Weitere Informationen:**
>
> Dr. med. vet. Alexandra Keller
> Praxis für Tiermedizin & Chiropraktik
> Golfstraße 35
> 60528 Frankfurt
>
> Fon +49.69.66 16 56 56
> Fax +49.69.66 16 56 58
> Mobil +49.163.5 03 05 71
> www.chiropraktik-tierarzt.de
> dr.keller@chiropraktik-tierarzt.de

bezüglich des Vertrauens in physiotherapeutische und chiropraktische Therapien ein bestimmtes Besitzerprofil ab? (Geschlecht, Alter, Bildungsstand etc.)

Es ist schwer zu sagen, ob man das Vertrauen in die physiotherapeutische oder chiropraktische Therapie einem bestimmten Besitzerprofil zuordnen kann. Ich glaube Besitzer, die selbst schon positive Erfahrungen mit diesen Therapieformen gemacht haben, sind auch für ihre Tiere demgegenüber offener. Entscheidend ist mit Sicherheit auch der Einfluss des behandelnden Tierarztes.

Halten Sie es generell für sinnvoll, wenn Veterinärmediziner zusätzlich zu ihrer klassischen Ausbildung eine Fortbildung in den Bereichen Physiotherapie und Chiropraktik machen?

In der Humanmedizin spielt die Spezialisierung in den einzelnen Fachgebieten

Trendtherapie Chiropraktik — Interview

eine immer größere Rolle und dieser Trend ist ganz klar auch in der Tiermedizin zu erkennen. Es ist nicht notwendig, dass jeder Veterinärmediziner auch eine Fortbildung in den Bereichen Physiotherapie oder Chiropraktik besucht. Vielmehr ist das Wissen um die Möglichkeiten dieser Therapieformen und die Zusammenarbeit mit entsprechend ausgebildeten Spezialisten wichtig.

Woran kann sich ein Hundehalter orientieren, wenn er nach einem kompetenten Physiotherapeuten oder Chiropraktiker sucht?

Die Bezeichnungen Physiotherapeut und Chiropraktiker sind in Deutschland nicht geschützt. Dies bedeutet, dass keine einheitlichen Regelungen für die Ausbildung oder die Qualifikation besteht. Um nationale und internationale Standards zu setzen, gibt es Gesellschaften, die diesbezüglich Regelungen festlegen.

Für die Chiropraktik werden die Standards in der „International Veterinary Chiropractic Association" (IVCA, Internet: www.i-v-c-a.com) und der „American Veterinary Chiropractic Association" (AVCA, www.a-v-c-a.com) gesetzt. Mitglieder dieser Gesellschaften haben eine Ausbildung an einer anerkannten Akademie in Europa (z.B. International Academie of Veterinary Chiropractic (IAVC, Internet: www.i-a-v-c.de)) oder in Amerika (z.B. „Options for Animals international", Internet: www.animal-chiro.com) erfolgreich abgeschlossen. Alle Mitglieder sind Tierärzte oder Chiropraktoren (DC, medizinisches Studium in USA). Neben allgemeinen Informationen über Chiropraktik, können sie über die Gesellschaften auch Adressen von Tierchiropraktikern in ihrer Nähe bekommen.

Für Physiotherapeuten gibt es ebenfalls extreme Unterschiede in der Ausbildung. Deshalb werden mittlerweile auch hierfür Standards in verschiedenen Gesellschaften gesetzt. Eine ist zum Beispiel der „Berufs-Verband für Tierheilpraktiker und Tierphysiotherapeuten" (DGT e.V.) mit Sitz in Gelsenkirchen. Über ihn kann man Informationen über Ausbildung und Adressen von qualifizierten Tierphysiotherapeuten bekommen. Neben der Ausbildung als Tierphysiotherapeut gibt es auch Tierärzte, die sich auf Physiotherapie spezialisiert haben. Diese Tierärzte können abhängig vom Bundesland eine Zusatzbezeichnung in „Physiotherapie" oder „Physikalische Therapie" erlangen. Informationen kann man über die entsprechende Landestierärztekammer beziehen.

Wir danken Ihnen für dieses informative Gespräch.

Fundierte Akupunktur-Ausbildung ist ein Muss

Viele Hundebesitzer erschreckt die Diagnose Hüftgelenksdysplasie bis ins Mark. Schließlich gibt es für diese äußerst individuell verlaufende Erkrankung kein Patentrezept, das eine Besserung verspricht. Häufig schwanken die Therapievorschläge zwischen Medikamentengabe und/oder Operation hin und her. Wer die Risiken solcher Behandlungen scheut, findet vielleicht in der Goldakupunktur eine Alternative oder eine begleitende Therapie.

„Gerade der überwältigende Erfolg der Goldakupunktur verursacht häufig Misstrauen", gesteht Erhard Schulze. Der Tierarzt aus Kamen muss es wissen, denn mit über 5000 behandelten Hunden gilt er als einer der erfahrensten und renommiertesten Tier-Akupunkteure Deutschlands. Anfangs war auch er sich nicht sicher, ob das Einsetzen von Goldstückchen wirklich bei solch schweren Erkrankungen wie HD helfen kann. Auf einem Kongress in

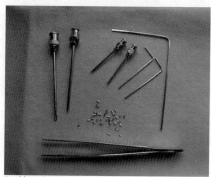

Das klassische Handwerkszeug des Goldakupunkteurs: Kanülen, Pinzette und Goldpartikel.

der Schweiz ließ er sich aber durch den Vortrag seines dänischen Kollegen, Dr. Jens Klitsgaard, von der Wirksamkeit dieser relativ neuen Akupunkturmethode überzeugen. Zum Glück - noch im selben Jahr konnte er einen 18 Monate alten Rüden vor dem sicheren Tod bewahren.

Schwere Arthrose

„Basko hatte eine schwere Arthrose", erinnert sich der Tierarzt. „Er konnte nur unter größten Schmerzen aufstehen oder sich hinlegen. Freiwillig lief er höchstens 20 Meter." Mehrere Ärzte hatten das Tier medikamentös behandelt - ohne Erfolg. Um ihm weitere Schmerzen zu ersparen, wollten seine Besitzer den Schäferhund in der Praxis von Erhard Schulze einschläfern lassen. Der erzählte ihnen von

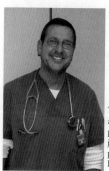

Tierarzt Erhard Schulze gilt als Spezialist für Goldakupunktur. Ihm ist wichtig, dass jeder, der Goldakupunktur praktiziert, Akupunktur-Erfahrung hat.

der neuen Methode. „Sie waren anfangs skeptisch, wollten aber diesen letzten Versuch wagen", erinnert er sich. Ein Versuch, der für Basko die Rettung bedeutete. Nachdem die Besitzer zugestimmt hatten, kaufte der Kamener Tierarzt beim ortsansässigen Juwelier ein Stück Golddraht (24 Karat) mit einem Millimeter Durchmesser, schnitt drei Millimeter lange Stücke ab und sterilisierte sie. Nachdem er den Hund mit Medetomidin, einer „Schlafspritze", ruhig gestellt hatte, wurde das Tier auf den Röntgentisch gelegt und das Fell an den entsprechenden Stellen geschoren, gewaschen und desinfiziert. Mittels einer Kanüle platzierte er jeweils drei Goldstücke an bestimmten Punkten um das Gelenk. Anschließend kontrollierte er anhand einer Röntgenaufnahme den richtigen Sitz der Implantate.

Wieder mehr Lebensfreude

Schon am nächsten Tag riefen Baskos Besitzer an; der Rüde zeige bereits deutlich mehr Lebensfreude als vor der Behandlung, meinten sie. Allerdings konnten sie noch keine Verbesserung der Beschwerden beobachten. Die ließ aber nicht lange auf sich warten: Nach fünf Tagen klingelte in der Tierarztpraxis erneut das Telefon. Basko war freiwillig über einen Zaun gesprungen, um ein Kaninchen zu jagen. „Der Erfolg kam auch für mich überraschend", meint Erhard Schulze. Basko blieb aber kein Einzelfall. Aufgrund von Patientenangaben und Beobachtungen von Kollegen spricht er

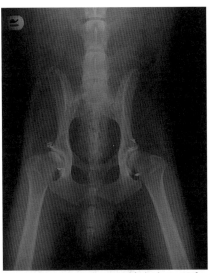

Dieses Bild zeigt ein typisches Beispiel für beidseitige Hüftarthrose. Der Patient wurde mit Goldakupunktur-Plättchen behandelt.

mittlerweile von einer Erfolgsquote von 95 Prozent.

Bei aller Euphorie, auch die Goldimplantate können nicht zaubern. Sie bekämpfen lediglich die Schmerzen, Veränderungen an den Gelenken bleiben dagegen unberührt. Aber wie Baskos Fall deutlich zeigt, gewinnt der Hund an Lebensfreude und zeigt deutlich weniger Beeinträchtigung als vorher. Weil keine Schmerzen mehr auftreten, gibt der Vierbeiner seine Schonhaltung auf. In der Folge werden Fehlbelastungen vermieden und die Muskulatur kann wieder vernünftig aufgebaut werden. Ein Vorteil der Behandlung liegt dabei auf der Hand: Im Gegensatz zur herkömmlichen Akupunktur verursacht die Goldakupunktur einen Dauerreiz an bestimmten Punkten.

Akupunktur | Goldakupunktur: Rosige Zeiten?

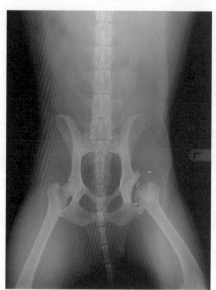

Hier wurde der Oberschenkelkopf bei einer OP entfernt. Nun kommt es nicht mehr zu Reibung in der Hüftpfanne. Die Schmerzen lindert die Goldakupunktur.

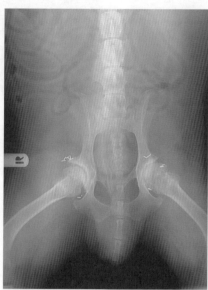

An welchen Stellen der Hüfte Gold platziert wird, hängt von verschiedenen Faktoren wie der Art der Arthrose ab.

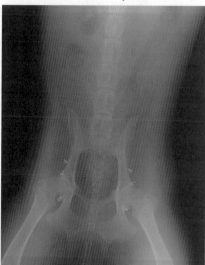

Der Patient leidet unter beidseitiger Arthrose. Die Gelenkpfannen sind zu flach und der Oberschenkelkopf ist bereits abgeflacht. Mit Goldakupunktur wurden hier gute Erfolge erzielt.

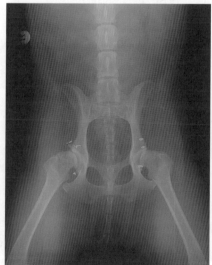

Diese schwere, beidseitige Hüftarthrose wurde mit Goldakupunktur behandelt. Der Patient war nach drei Wochen beschwerdefrei.

Goldakupunktur: Rosige Zeiten? — Akupunktur

Somit können sämtliche Gelenke in einer einzigen Sitzung behandelt werden. Nach den bisherigen Erfahrungen halten diese Implantate ein ganzes Hundeleben lang.

Ohne Nebenwirkungen

Ein Behandlungszeitraum über Wochen und Monate wie bei der herkömmlichen Akupunktur mit Nadeln ist nicht erforderlich. Auch eine Nachbehandlung entfällt. Allerdings empfiehlt Erhard Schulze, die Bewegung langsamer zu steigern, als dies der Hund selbst möchte: „Sonst kann es zu Zerrungen der Muskulatur und Muskelkater kommen." Nebenwirkungen sind bisher weltweit noch nicht aufgetreten, ein Pluspunkt gegenüber einer Langzeittherapie mit Medikamenten wie NSAIDs. Auch wenn die Pharmaindustrie hier deutliche Fortschritte gemacht hat - ganz ohne Komplikationen geht es meist doch nicht. Hinzu kommen Erkrankungen von Herz, Leber und Nieren, die den Einsatz bestimmter Medikamente möglicherweise ganz verbieten.

Schwarze Schafe

„Allerdings sollte die Goldakupunktur unbedingt von einem Fachmann durchgeführt werden", rät Erhard Schulze. Er hat es in seiner eigenen Praxis erlebt, dass so genannte Kollegen, offensichtlich ohne ausreichende Kenntnisse, einem Hund Implantate eingesetzt hatten, von denen kaum eines an den dafür vorgesehenen Akupunkturpunkten lag. „Bounty, eine sechsjährige Border Collie-Hündin, lahmte nach wie vor, hatte große Schmerzen und baute nach Angaben der Besitzerin psychisch immer mehr ab, weil sie sich ja bewegen wollte, aber nicht konnte", erinnert er sich.

Anhand einer Röntgenaufnahme stellte er fest, dass von sechs Goldstücken lediglich eines an der richtigen Stelle lag. Daraufhin punktierte er sie erneut; mit großem Erfolg: Bereits nach fünf Tagen lebte die Hündin wieder auf und war nach zehn Tagen völlig schmerzfrei. Leider seien auch einige Trittbrettfahrer auf den Zug aufgesprungen, die nicht über die nötigen Kenntnisse verfügten, warnt Erhart Schulze. Er betont den Unterschied zwischen einer Implantation, bei der das Gold lediglich in die Nähe des betroffenen Gelenks gebracht wird, und einer Akupunktur, die an genau lokalisierten Akupunkturpunkten nach der Traditionellen Chinesischen Medizin (TCM) behandelt.

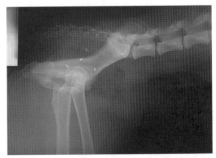

Seitenansicht der Hüfte: Das Gold wird vor und nicht direkt in der Gelenkpfanne platziert.

Akupunktur

Goldakupunktur: Rosige Zeiten?

Deshalb sollte man sich unbedingt über die erworbene Kompetenz des Tierarztes informieren. Nur wer eine fundierte Akupunktur-Ausbildung nachweisen könne, sei laut Schulze dazu in der Lage, das Tier richtig zu behandeln. In jedem Fall sollte man misstrauisch werden, wenn zu viele Punkte behandelt werden. Die Masse ist eben nicht entscheidend. Im Idealfall hat der Mediziner die Zusatzbezeichnung „Akupunktur" von der Tierärztekammer verliehen bekommen - ein Gütezeichen, welches eine hervorragende Ausbildung garantiert.

„Nur wer sich intensiv mit der traditionellen Chinesischen Medizin beschäftigt hat, ist in der Lage, erfolgreich punktieren zu können", so Schulzes Credo. Anders als die westliche Schulmedizin, geht die TCM nicht von Symptomen aus und sucht deren zugrunde liegenden Mechanismen. Sie betrachtet den ganzen Menschen, keine spezielle, isolierte Krankheit. „Lautet die westliche Diagnose zum Beispiel bei sechs verschiedenen Personen „Ulcus venticuli" mit sechs Mal gleicher Therapie, so sind sechs verschiedene TCM Diagnosen mit verschiedenen Therapien denkbar", erklärt Erhard Schulze den Unterschied zwischen West und Ost.

Goldakupunktur in Kürze

- Röntgenbilder, klinische Diagnose und eine Untersuchung nach der Traditionellen Chinesischen Medizin (TCM) indizieren eine Goldakupunktur.
- Goldstücke von 3 Millimetern Länge werden an ausgesuchten Akupunkturpunkten mittels einer Kanüle eingebracht.
- Dort verursachen sie einen Dauerreiz.
- Umständliche Nachbehandlungen entfallen
- Die Goldakupunktur hält ein Hundeleben lang.
- Akupunkteure müssen gut ausgebildet sein.

Ganzheitliche Behandlung

In China legt man Wert auf eine ausgewogene Behandlung von Körper, Geist und Seele. Grundlage hierzu ist das Kräftespiel zwischen Yin und Yang und dem harmonischen, ungestörten Fluss der Lebensenergie Qi. Sämtliche Lebewesen sind in dieses Kräftespiel eingebunden und reagieren auf Störungen des Gesamtsystems mit Körper, Geist und Seele. Sie

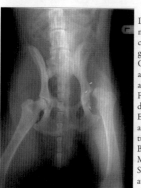

Dieser Hund muss schreckliche Schmerzen gehabt haben. Der Gelenkkopf liegt außerhalb der völlig abgenutzten Pfanne. Fast wirkt es, als sei das Bein ausgerenkt. Eine Behandlung an drei Akupunkturpunkten brachte Besserung und die Möglichkeit, wieder Stützmuskulatur aufzubauen.

Goldakupunktur: Rosige Zeiten? — Akupunktur

selbst stellen gewissermaßen einen Mikroorganismus dar, indem die gleichen Prinzipien herrschen. Dementsprechend muss die gestörte Harmonie mit sich selbst und seiner Umwelt wieder hergestellt werden. Die Lebensenergie fließt auf so genannten Meridianen, auf denen die Akupunkturpunkte liegen. Nachdem mögliche Blockaden, die den Fluss der Lebensenergie stören, erkannt sind, sollen sie mittels der Akupunktur behoben werden. Insgesamt kennt die Traditionelle Chinesische Medizin mehr als 700 solcher Punkte. Entsprechend groß muss die Erfahrung des behandelnden Mediziners sein, diese zu lokalisieren. Zwar sind alle Punkte und ihre Lage genau beschrieben, aber gerade bei arthritischen Veränderungen kann es zu individuellen Abweichungen kommen. „Punktsuch-Geräte sind meiner Meinung nach völlig ungeeignet, die exakte Lage der Punkte zu bestimmen", sagt Erhard Schulze.

Die goldene Mitte

Zudem sei der Akupunkturpunkt in Wirklichkeit gar kein Punkt, sondern ein räumliches Gebilde, das von der Haut in die Tiefe reiche. Die einzig mögliche Art, die genaue Lage zu bestimmen sei demnach die Palpation (Abtasten) in Verbindung mit einer Röntgenaufnahme. Nur so kann man sicher sein, Fehler zu vermeiden, wie sie bei der Hündin Bounty gemacht wurden. Wer jedoch glaubt, völlig auf die westliche Medizin verzichten zu können, täuscht sich. „Weder die westlichen Diagnosen wie Arthritis oder Rheuma, noch die chinesische wie „Eindringen von Wind und Kälte in den Gallenblasen-Meridian" bieten einen unmittelbaren therapeutischen Ansatz", betont Erhard Schulze.

Erst die Verbindung aus der westlichen Diagnose „Arthritis" und dem chinesischen Erkennen einer vorhandenen Disharmonie, erlaubt eine Erfolg versprechende Goldimplantation. Natürlich geht jeder Behandlung eine eingehende Untersuchung voraus. Das gilt für Ost und West gleichermaßen. Die Schulmedizin stützt ihre Diagnose nicht nur auf ein Röntgenbild - gerade die klinischen Symptome müssen berücksichtigt werden. Röntgenologisch fast gesunde Hunde haben schon starke Schmerzen gezeigt, während Tiere, bei denen sich ein Mediziner fragt, wie sie mit einem so stark auffälligen Hüftgelenk überhaupt noch laufen können, nahezu beschwerdefrei waren.

Vier tragende Säulen

Die chinesische Diagnostik setzt naturgemäß andere Schwerpunkte. Sie ruht auf vier Säulen: Sehen, Hören (und Riechen), Fragen und Fühlen. Dadurch soll die Disharmonie möglichst genau beschrieben werden. Die Untersuchung des Hundes findet während des Gesprächs mit dem Besitzer statt und fällt diesem oftmals gar nicht als solche auf: Der Vierbeiner wird in Ruhe, beim Aufstehen und Gehen beobachtet. Bestimmte, für die Diagnose wichtige Punkte werden abgetastet. Ge-

Akupunktur

Goldakupunktur: Rosige Zeiten?

lenkbeschwerden, die mit Schmerzen und Bewegungseinschränkungen einhergehen, werden in der TCM den so genannten Bi-Syndromen zugeordnet. Bei ihnen handelt es sich um eine Zirkulationsstörung von Blut und Qi, hervorgerufen durch äußere pathogene (= krank machende) Einflüsse, wie zum Beispiel Wind, Kälte und Feuchtigkeit.

Gold und Platin

Aber warum ausgerechnet Gold, kann es kein anderes Material sein? „Im Prinzip schon", erläutert Erhard Schulze. „Allerdings muss es inert sein. Das bedeutet, es darf nicht im Körper reagieren. Somit kommt nur ein Edelmetall in Frage." Der Pionier dieser Behandlungsmethode, Terry Burks, experimentierte mit allen möglichen Materialien. Aber weder chirurgischer Stahl noch Titanium zeigten einen lang anhaltenden Erfolg. Bei Silber ließ die Wirkung nach einem halben Jahr nach - der Vorteil einer einmaligen Behandlung, die ein ganzes Hundeleben reicht, wäre damit vorbei. „Der erste von mir behandelte Hund läuft zehn Jahren nach der Behandlung immer noch", erklärt Erhard Schulze. „Natürlich seinem Alter gemäß." Einzig Platin wäre vermutlich ebenfalls geeignet, würde die Kosten aber unnötig in die Höhe treiben.

Wissenschaftlicher Nachweis?

Leider gibt es bislang keine Studien, die genau erklären, wie die Goldakupunktur wirkt. „Meine Anfragen an die Universitäten stießen nur auf Desinteresse", bedauert der Kamener Tierarzt. Dabei hat er bereits so viele Tiere behandelt, dass ausreichendes Material für aussagekräftige Ergebnisse vorhanden wäre. „Mittlerweile habe ich 5340 Hunde behandelt", freut sich über den großen Erfolg der Goldakupunktur. Dabei litten mehr als die Hälfte der Hunde unter Beschwerden in der Hüfte. Jeden Tag kommen vier neue Patienten hinzu, über mangelndes Interesse kann er sich also nicht beklagen.

Natürlich gibt es auch jetzt Erklärungsversuche über die Wirkungsweise: So wird zum Beispiel die Endorphin-Produktion stimuliert, was zu einer deutlichen Reduzierung der Schmerzen führt. Zudem wird die Weiterleitung chronischer Schmerzen auf der Rückenmarksebene gehemmt. Durch bestimmte Stimulationen kommt es zusätzlich zu einer verbesserten Durchblutung. Trotzdem wäre natürlich eine genaue wissenschaftliche Untersuchung wünschenswert. „Im Augenblick sucht eine Tierärztin einen Doktorvater für eine Arbeit über die Goldakupunktur", meint Erhard Schulze. Den Patienten ist das mangelnde Interesse der Wissenschaft vermutlich egal. Ihnen liegt mehr daran, wieder beschwerdefrei ihr Leben genießen zu können. Mit etwa 500 Euro für eine beidseitige HD-Behandlung ist das noch eine bezahlbare Alternative zu herkömmlichen Behandlungsmethoden.

Denervation | Therapie

Hilfe bei HD und Arthrose

Die Befreiung von quälenden Schmerzen ist das oberste Ziel der von Prof. Dr. Ali Hassan entwickelten Operationstechniken. Seit zehn Jahren sammelt der Mediziner Erfahrungen in seiner Hamburger Kleintierklinik. Im Folgenden berichtet Prof. Dr. Ali Hassan von seinen bevorzugten OP-Techniken und deren Erfolgschancen.

„Seit 1996 führen wir in unserer Klinik die Denervation des Hüftgelenkes durch. Hierbei handelt es sich um eine Operationstechnik zur Behandlung der Schmerzen, welche durch Hüftgelenksdysplasie (HD) und -arthrose des Hundes hervorgerufen werden.

Bei der HD handelt es sich um eine abnormale Entwicklung des Hüftgelenkes. Sie kommt relativ häufig bei großen Hunderassen (DSH, Retriever, Rottweiler etc.) vor. Erbfaktoren, Training, Ernährung und noch weitere Ursachen spielen bei dieser Erkrankung eine wichtige Rolle. Die Hunde zeigen häufig mangelnde Ausdauer, schwankenden Gang und zunehmende Schmerzen.

Schmerzbefreiung

Ziel dieser Operationstechnik ist es eine sofortige Schmerzbefreiung zu erreichen. Dadurch kommt es zu einer zunehmenden Bewegungsaktivität. Dies wiederum führt zu einem trainingsbedingten Aufbau der gesamten Becken- und Oberschenkelmuskulatur, wodurch es zu einer Verfestigung des Gelenkes kommt. Rasse, Alter und Körpergewicht haben keinerlei Einfluß auf die Auswahl der Patienten. Diese Operation ist durchführbar bei Hunden im Alter von sechs Monaten bis circa 15 Jahre.

Bei der Denervation werden in Vollnarkose vier Nervenäste, die zur Gelenkkapsel ziehen, durchtrennt und somit die Schmerzleitung unterbrochen (s. Abb. 1). Heutzutage können diese Nervendurchtrennungen auch minimal invasiv unter endoskopischer Kontrolle oder mittels Laser durchgeführt werden

Begleiterscheinungen

Häufig allerdings kommt es zu Begleiterscheinungen, die ebenfalls sehr schmerzhaft sein können, denn die Bewegungen der Hüftgelenke sind immer mit Bewegungen der Wirbelsäule verbunden, umgekehrt führen Verände-

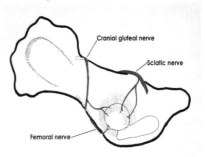

Abb. 1: Durch eine Durchtrennung der Nervenäste wird die Schmerzleitung unterbrochen.

rungen der Wirbelsäulenbeweglichkeit und der Beckenneigung zu veränderten Belastungen der Hüftgelenke und der Iliosakralgelenke (Kreuzdarmbeingelenke).

Bei den Begleiterkrankungen ist zum einen die so genannte Sacrodynie zu nennen. Hierbei handelt es sich um Schmerzen in den Iliosakralgelenken (ISG). Letzteres ist die Verbindung zwischen dem Darmbein und dem Kreuzbein. Man unterscheidet hierbei zwei Hauptformen: die degenerative und die funktionelle Form. Die degenerative Form findet man bei Arthrosen der Iliosakralgelenke, die funktionelle Form tritt häufig als Begleiterscheinung auch bei Bandscheibenvorfällen auf. Weiterhin kann es zum so genannten Facettensyndrom (Schmerzen in den Seitengelenken der Wirbel) kommen. Auch hier wird zwischen einer degenerativen und einer funktionellen Form unterschieden. Bei der degenerativen Form treten arthrotische Veränderungen des Wirbelgelenkes und Degeneration der Seitengelenke auf. Die funktionelle Form tritt zum Beispiel durch Bindegewebsschwächen auf.

First Choice

Methode der Wahl zur Therapie dieser beiden Erkrankungen ist die, die von mir entwickelte, CT- beziehungsweise C-Bogen gesteuerte ISG-Injektion bzw. Facetteninfiltration , die Kryotherapie (Vereisung) oder Laserdenervation. Die Injektionen sind bei ruhigen Tieren

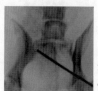

Abb. 2: Unter dem CT bzw. C-Bogen erfolgt die Markierung.

in einer leichten Sedation durchführbar. Unter dem CT beziehungsweise C-Bogen erfolgt die Markierung *(s. Abb. 2)*. Eine Kontrolle der exakten Position der Nadel erfolgt mittels Kontrastmitteleingabe. Danach erfolgt die Injektion verschiedener Medikamente *(s. Abb. 3)*. Es sollte ein Behandlungszyklus von drei Injektionen im Abstand von zwei bis drei Wochen erfolgen. Bei der Kryotherapie

Abb. 3: Nun werden verschiedene Medikamente injeziert.

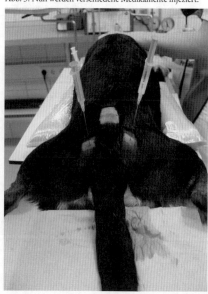

Denervation — Therapie

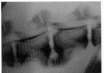 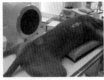

Abb 4 und Abb 5: Hier erfolgt die Applikation entzündungshemmender Medikamente.

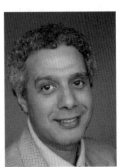

Prof. Dr. Ali Hassan

wird statt der Nadel eine Kryosonde bis zum Gelenk vorgeschoben und die Äste der versorgenden Nerven bei minus 70 Grad Celsius vereist *(Denervation)*.

Periradikuläre Therapie

Weiterhin werden durch die Schonhaltung der erkrankten Tiere und damit einer Verschiebung der Beckenachse Bandscheibenprotrusionen (Vorwölbungen) begünstigt. Auch hier gibt es eine von mir entwickelte minimal invasive Therapie, die so genannte Periradikuläre Therapie (PRT). Unter CT beziehungsweise C-Bogen Kontrolle wird die Punktionsstelle im betroffenen Segment markiert. Nach Rasur und sorgfältiger Desinfektion erfolgt zur Kontrolle der Injektionsstelle die Instillation von Kontrastmittel in den Wirbelkanal über der betroffenen Bandscheibe. Nach Bestätigung der exakten Position werden u.a. entzündungshemmende Medikamente appliziert *(s. Abb. 4 und 5)*. Bei Bandscheibenvorfällen (Cauda equina Syndrom, Wobbler, Dackellähme) erfolgt die Therapie mittels Periduralkatheter nach Ali Hassan *(s. Abb 6 und 7)*." *Nähere Informationen unter www.kleintierzentrum-merkurpark.de*

Abb 6 und Abb 7: Die Periduralkatheter-Therapie wurde von Prof. Dr. Ali Hassan entwickelt.

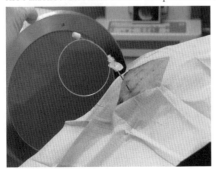 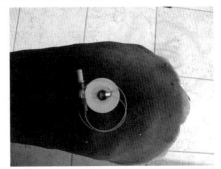

Therapie | Naturheilkunde

Schmerzen lindern mit den Kräften der Natur

Hunde mit HD leiden oft unter großen Schmerzen. Hierdurch bedingt kommt es zu Fehlbelastungen, die mit Folgeerkrankungen wie Arthrose einhergehen. Naturheilkundler kennen zahlreiche Therapien, die sowohl im Rahmen einer HD-Behandlung als auch bei anderen Erkrankungen der Knochen und Gelenke – zumindest begleitend – zum Einsatz kommen können.

Knochen- und Gelenkschmerzen können das Leben eines Hundes ganz erheblich beeinträchtigen. Oft sind die Probleme unfallbedingt oder werden durch eine Erkrankung hervorgerufen. Auch die kalte Jahreszeit und ein fortgeschrittenes Alter tragen ihr Scherflein zur unangenehmen Knochenpein bei. - Allerdings kann angeblich auch die Psyche Einfluss auf den Bewegungsapparat nehmen:

De Naturheilkundler Dr. med. vet. Wolfgang Becvar sieht sogar einen deutlichen Zusammenhang zwischen dem Seelenleben eines Hundes und seiner Mobilität. „Eine Persönlichkeit, die am eigenen Fortschritt und an ihrer individuellen Weiterentwicklung nicht sonderlich interessiert ist oder von außen daran gehindert wird, muss zwangsläufig in irgendeiner Form eine Behinderung im Sinne einer Bewegungsstörung erfahren. Konsequenterweise erkrankt jener Bereich zuerst, der am schwächsten entwickelt ist oder am stärksten belastet

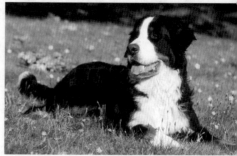

Wenn sich ein Hund ausschließlich im Garten aufhält, bekommt er auf Dauer zu wenig Bewegung. Gelenkprobleme können die Folge sein.

wird", erklärt der Naturheilkundler.

Diese Erkenntnisse sind weitgehend auf den menschlichen Bereich übertragbar: Ein von Sorgen zerfressener Mensch wirkt in sich zusammengesunken, eine selbstbewusste Persönlichkeit erkennt man am aufrechten Gang, ein zurückhaltender Zeitgenosse gibt sich möglichst unauffällig.

Wenn der Knochen bricht

Knochenbrüche sind nicht nur im akuten Stadium schmerzhaft und lästig. - Noch Jahre nach der vermeintlichen Heilung können sie „Hasso" zu schaffen machen. In der nasskalten Jahreszeit sind die Beschwerden besonders stark ausgeprägt. Er humpelt und beleckt die schmerzende Gliedmaße häufig. Das

Naturheilkunde — Therapie

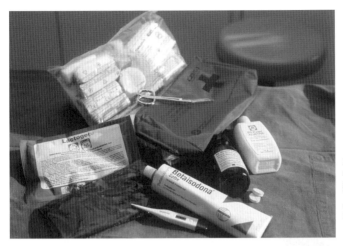

Bei akuten Gelenkschmerzen kommt gelegentlich ein stützender Verband zum Einsatz. All das benötigen Sie, um einen Stützverband anzulegen.

Allgemeinbefinden ist beeinträchtigt und der Appetit ist ganz und gar nicht zum besten bestellt.

Frakturen können durch kräftige Schläge, Stöße, Bisse, Stürze, Quetschungen und Sprünge aus großer Höhe verursacht werden. Alle Knochenverletzungen haben etwas gemeinsam: Sie sind in der Regel äußerst schmerzhaft. Deshalb ist die Schmerzlinderung der erste Punkt innerhalb der naturheilkundlichen Behandlung.

Arnika lindert Schmerzen

Ein kalter Umschlag mit Arnika-Tinktur (Verdünnung 1:5) kann die Schmerzen einer frischen Fraktur lindern. Wenn es die ärztliche Versorgung des Knochenbruchs erlaubt, kann man in den folgenden Tagen Beinwell-Salbe auftragen. Folgende Mittel gelten laut

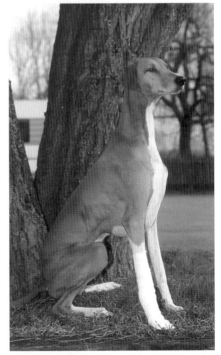

Verbände werden ausschließlich in Absprache mit dem Tierarzt angelegt. Der zeigt Ihnen, wie der Verband sitzen muss.

Therapie — Naturheilkunde

Dr. med. vet. Wolfgang Becvar ebenfalls als hilfreich:
- **Arnica D6** hat eine schmerzstillende Wirkung. Die Arznei wirkt zugleich entzündungshemmend und lässt Schwellungen abklingen. Etwaige Blutungen gehen zurück und Blutergüsse werden abgebaut.
- **Ruta D6** sollte nach einer erfolgten Arnika-Behandlung zum Einsatz kommen, kann aber auch ergänzend eingesetzt werden.
- **Symphytum D4** fördert die Heilung des verletzten Knochens und der Knochenhaut. Beinwell beschleunigt den Abbau entzündungsbedingter Schadstoffe.
- **Calcium carbonicum D12** sollte bei schlecht heilenden Brüchen zum Einsatz kommen.
- **Calcium jodatum D6 und Hekla Lava D4** können abwechselnd verabreicht werden, wenn zuviel neues Knochengewebe gebildet wird.
- **Eleutherococcus D6** kann die Abstoßung eines Fremdkörpers günstig beeinflussen (z.B. nach einer Nagelung)
- **Citrokehl** (jeden 2. Tag ¼ Ampulle) kann den Genesungsprozess beschleunigen.
- Die Bach-Blüten **Hornbeam und Oak** scheinen ebenfalls den Heilungsprozess zu unterstützen: Hornbeam wirkt sich stabilisierend auf den Stützapparat aus und stärkt den Patienten; Oak kräftigt das Skelett und wirkt sich positiv auf die Psyche des Hundes aus.
- **Gelblichtbestrahlungen** unterstützen angeblich den Heilungsprozess.
- **Reiki** vermag „die unterbrochenen Energien wieder zum Fließen zu bringen".
- Die **Magnetfeldtherapie** scheint sich positiv auf ältere Brüche auszuwirken.

Arthritis

Arthritis ist eine entzündliche Gelenkerkrankung, die häufig bei älteren Hunden vorkommt. Sie kann aber auch durch etliche andere Ursachen ausgelöst werden. Becvar nennt folgende Möglichkeiten:
- **Verrenkungen (Luxationen)**
- **Zerrungen (Distorsionen)**
- **Quetschungen (Kontusionen)**
- **Prellungen**
- **Infektionen**
- **Allergien**
- **Vergiftungen**

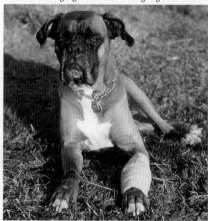

Ein gut sitzender Verband sollte den Hund nicht behindern, damit seine Bewegungsfreude nicht unnötig eingeschränkt wird.

Naturheilkunde **Therapie**

Wärmebehandlungen

Ein arthritisches Gelenk schwillt an, ist wärmer als der restliche Körper und schmerzt empfindlich. Der Vierbeiner vermeidet, das erkrankte Gelenk zu bewegen. Ist die Veränderung durch einen äußeren Einfluss (Insektenstich, Biss etc.) bedingt, tritt häufig ein bräunliches Sekret aus, das relativ schnell eintrocknet.

Die Behandlung der Arthrose umfasst mehrere Ansätze, die mit der Ursache der Erkrankung variieren. Wurde die Arthrose durch eine Verletzung verursacht, soll ein Arnika-Verband (Verdünnung 1:5) helfen können. Becvar rät, bei einer eitrigen Arthritis Calcium-fluoratum-Salbe oder Calcium phosphoricum-Salbe aufzutragen. Auch Beinwelltinktur oder -salbe, Echinacea-Salbe, Sauerkrautauflagen und Ruta-Tinktur (Weinraute) dürfen in die Behandlung mit einbezogen werden.

Eine chronische Arthritis erfordert eine Wärmebehandlung. Hierfür eignen sich heiße Honigpflaster oder Umschläge mit warmem Kartoffelbrei. Treten zusätzlich Vereiterungen auf, kann das Verbandsmaterial mit Calcium-phosphoricum- oder Calcium-fluoratum-Salbe bestrichen werden. Echinacea-Salbe oder eine Echinacea-Tinktur kann eingesetzt werden, wenn aus dem erkrankten Gelenk Eiter austritt.

Homöopathische Tipps

Folgende homöopathische Mittel kommen laut Dr. med. vet. Wolfgang Becvar bei Arthritis zum Einsatz:
- **Arnica D6** bei Verletzungen.
- **Ruta D6** bei besonders tiefen Verletzungen.
- **Belladonna D30** bei heißen und geröteten Gelenken.
- **Rhus toxicodendron D6** bei Zerrungen und Verrenkungen.
- **Bryonia D6** soll helfen, wenn die Arthrose infolge einer Überbeanspruchung auftritt.
- **Apis D6** bei allergisch bedingten Arthrosen.
- **Sulfur D30** ist für Patienten gedacht, die Stoffwechselschlacken in den Gelenken ablagern und empfindlich auf Kälte, Nässe und Wetterwechsel reagieren.
- **Lycopodium D30** verspricht Linderung, wenn der Patient an Ausscheidungsschwierigkeiten und steifen Gelenken leidet.

Übergewicht ist eine der häufigsten Ursachen für Knochen- und Gelenkprobleme.

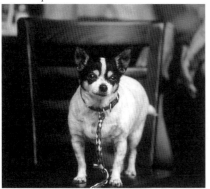

| Therapie | Naturhierkunde |

- **Hepar sulfuris D12 und Echinacea D4** sind bei einer eitrigen Arthritis angezeigt.

Therapeutische Alternativen

Da eine eitrige Arthritis häufig mit weiteren Eiterungsprozessen einhergeht, rät Becvar, zweimal wöchentlich eine Staphylokokken-Nosode einzusetzen und zweimal wöchentlich ½ Ampulle Citrokehl zu verabreichen. Auch die Bach-Blüten Hornbeam und Rock Water scheinen die Beweglichkeit steifer Gelenke zu fördern.

Bestrahlungen mit blauem Licht scheinen bei einer akuten Arthritis indiziert und gelbes Licht soll bei einer eitrigen Erkrankung helfen. Auch heiße Kompressen (Kartoffelbrei, Haferstroh- oder Heublumensud oder Leinsamen) können Linderung verschaffen. Das Gleiche gilt für Reiki und die Enzymtherapie.

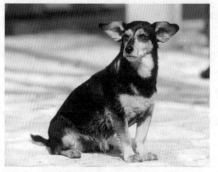

Ist ein Hund erst einmal so dick wie dieser schwergewichtige Mischling, muss seine Ernährung schrittweise wieder umgestellt werden.

Des Weiteren rät Becvar, Schindeles Mineralien einzusetzen, wenn der Hund an einer allergischen oder infektiös-toxischen Gelenksentzündung leidet und die Magnetfeld- und Bioresonanztherapie anzuwenden, um die Beweglichkeit des Gelenks erneut herzustellen. Häufig muss die Behandlung mit einem speziellen Diätplan abgerundet werden. Übergewicht (bedingt durch eine zu kalorienreiche und fetthaltige Nahrung) wirkt sich negativ auf den Zustand des Patienten aus.

Arthrose

Arthritische Veränderungen (chronische deformierende Gelenkentzündungen) sind bei Hunden wesentlich häufiger zu beobachten als bei Katzen. „Von dieser degenerativen Gelenkerkrankung werden am ehesten die Bereiche der Wirbelsäule betroffen, das Knie-, Ellbogen-, Schulter- oder Hüftgelenk; ganz selten das Sprunggelenk", erklärt Becvar. Arthrose könne erblich oder hormonell bedingt sein und auch durch Traumata, Fehlbelastungen und Überbeanspruchung begünstigt werden.

Arthrose ist eine degenerative Gelenkerkrankung, die überwiegend bei einem Missverhältnis zwischen Beanspruchung und Beschaffenheit beziehungsweise Leistungsfähigkeit der einzelnen Gelenkanteile und -gewebe entsteht. Die primäre Form der Arthrose wird durch Überbeanspruchung, Übergewicht oder durch Alterung beziehungsweise Stoff-

Naturheilkunde | Therapie

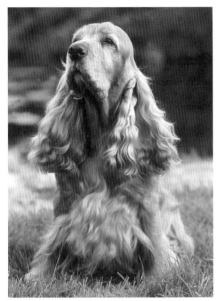

Hunde-Senioren leiden in der feucht-kalten Jahreszeit besonders häufig unter Knochenschmerzen.

wechselstörungen verursacht. Die sekundären Formen umfassen dysplastische Zustände wie die Hüftgelenksdysplasie, die Ellenbogendysplasie, Epiphyseolyse (Endstücke der langen Röhrenknochen verschieben sich gegenüber dem übrigen Knochen) und die Aseptische Humeruskopfnekrose (Degeneration des Oberarmknochens). Dysplastische Zustände sind bei Hunden ebenfalls wesentlich häufiger als bei Katzen.

Lahmheiten und Bewegungseinschränkungen gehören zu den Symptomen der Arthrose und müssen medizinisch ergründet und therapiert werden. Die Naturheilkunde kann die Behandlung zusätzlich unterstützen:

Naturheilkundliche Therapien

Becvar empfiehlt, allergisch bedingte Arthrosen mit Cardiospermum-Salbe zu behandeln. Zur Nekrose neigende Arthrosen sollten hingegen mit Harpagophytum-Salbe einmassiert werden. Aus der homöopathischen Apotheke sind folgende Arzneien zu empfehlen:

- **Rhus toxicodendron D12**: Die Arthrose wurde durch Überbelastung, Kälte und Nässe ausgelöst. Die Symptome verschlimmern sich, wenn der Patient ruht und bessern sich sobald er sich ‚eingelaufen' hat.
- **Natrium muriaticum D12**: Der Vierbeiner ist schlecht gelaunt, leidet unter Kälte und bewegt sich nur widerwillig.
- **Pulsatilla D30**: Die Gelenke sind steif. Die Mobilität erhöht sich allerdings nach kurzer Bewegung. Der Hund sucht vorzugsweise kühle Orte auf.
- **Myrica cerifera D30** soll den Wiederaufbau der entzündeten und degenerativen Gelenkkapsel unterstützen. Außerdem bewirkt diese Arznei angeblich, dass Bänder und Sehnen wieder elastischer werden und keine Schmerzen mehr bereiten.
- **Harpagophytum D4** soll der Zerstörung des Gelenkknorpels entgegenwirken und Entzündungsprodukte aus der Gelenkschmiere

Therapie — Naturheilkunde

entfernen. Die homöopathische Arznei wirkt außerdem schmerzlindernd und weckt neue Lebensfreude.
- Auch die beiden Organpräparate **Funiculus umbilicalis (Nabelstrang) und Cartilago (Knorpelsubstanz)** gelten als hilfreich. Becvar rät, dem Patienten zweimal wöchentlich ½ Ampulle zu verabreichen, um Schmerzen zu lindern und den Zustand des Tieres zu stabilisieren.
- **Citrokehl** soll Umbauprozesse beschleunigen.
- Die Bach-Blüten **Rock Water und Willow** steigern die Beweglichkeit der Gelenke.
- **Ubichinon** (1/4 Ampulle einmal wöchentlich) und das **Enzympräparat Terrakraft** sollen die Stoffwechselprozesse der Knorpelzellen reaktivieren.
- Steife Gelenke werden durch eine zehnminütige Massage mit wohltuendem Öl beweglicher gemacht (zweimal täglich jeweils zehn Minuten). Im Verhältnis 1:3 **kombiniertes Jasmin- und Olivenöl** gelten als besonders empfehlenswert.
- Die **Magnetfeldtherapie, Akupunktur, Reiki, Bestrahlungen mit Rotlicht, Schindeles Mineralien und die Neuraltherapie** können laut Becvar ebenfalls wertvolle Beiträge leisten.
- ½ Ampulle **Ubichinon** (zweimal wöchentlich verabreicht) soll Stoffwechselprozesse anregen.
- Eine **Bewegungstherapie** soll die Mobilität wiederherstellen.

Bewegungstherapie

Hunde brauchen regelmäßige Bewegung um gesund zu bleiben. Ein faules Leben auf Frauchens gemütlichem Sofa ist genauso ungesund, wie viel zu kurze Spaziergänge, endlos lange Autofahrten, ohne sich die Beine vertreten zu können und ein Dauerdasein im kleinen heimischen Garten.

Dabei sind unsere Vierbeiner im Grunde genommen sehr bewegungsfreudig. Wir sind es, die ursprünglich mobile Haustiere zu trägen, lustlosen und verfetteten Stubenhockern machen. Hunde sind Rudeltiere, die in der freien Wildbahn einer ständigen Gruppendynamik unterliegen, gemeinsam auf die Jagd gehen und den Großteil des Tages in Bewegung bleiben. Als Begleiter des Menschen sind sie auf die Bewegungsfreude ihres Besitzers angewiesen. Lässt der seinen Hund nur dreimal täglich für

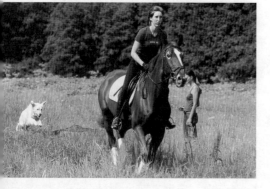

Motivieren Sie Ihren Hund durch ungewöhnliche Herausforderungen zu mehr Bewegungsfreude. Das hilft beim Abspecken

Naturhilkunde — Therapie

fünf Minuten vor die Haustüre, damit er auf der gegenüberliegenden Straßenseite schnell sein Geschäft verrichtet, kann man wohl kaum von einem ausreichenden Bewegungspensum sprechen.

AKTIVE BEWEGUNGSTHERAPIE

Ziel dieser Therapie ist es, den Hund ganz gezielt zu motivieren, damit er wieder mehr Bewegungsfreude empfindet. Anfangs ist natürlich auf seinen schlechten Trainingszustand Rücksicht zu nehmen. Ein dickleibiger unbeweglicher Hund, der über lange Zeit hinweg zu wenig bewegt wurde, kann nicht von einem Tag auf den anderen Höchstleistungen vollbringen. Mit der Zeit sollte man das Bewegungspensum allerdings allmählich steigern, damit die Kondition des Hundes besser wird.

Die regelmäßige Bewegung an der frischen Luft bringt den Stoffwechsel unseres Hundes so richtig in Schwung. Die Drüsen gehen wieder auf volle Leistung, der angekurbelte Kreislauf bringt die Durchblutung auf Trab und die Lungenfunktion erfährt eine effektive Stimulation. Die Auswirkungen der gezielten Bewegungsförderung lassen in der Regel nicht lange auf sich warten: Unser Hund wird vitaler, lebensfroher und gesünder!

Die aktive Bewegungstherapie wird häufig als Rehabilitationsmaßnahme nach Erkrankungen eingesetzt. Manche Hunde bewegen sich zuwenig, weil sie nach erlittenen Verstauchungen, Prellungen oder gar Knochenbrüchen Angst haben, die betroffenen Körperteile wie gewohnt zu belasten. Leider bringt die Bewegungsunlust einen raschen Abbau der Körpermuskulatur und einen rapiden Konstitutionsverlust mit sich. In solchen Fällen ist Motivation vonseiten des Besitzers gefordert; natürlich in einem dem Genesungsstadium angepassten Ausmaß und stets in Absprache mit dem behandelnden Tierarzt.

PASSIVE BEWEGUNGSTHERAPIE

Diese Form der Bewegungstherapie sollte grundsätzlich nur in enger Zusammenarbeit mit dem Tierarzt erfolgen. Die passive Bewegungstherapie beinhaltet das vorsichtige Beugen und Strecken versteifter beziehungsweise gelähmter Körperteile. Wird die Behandlung unsachgemäß durchgeführt, kann sie zu schweren Gelenk- oder Bänderschädigungen führen. Daher sollte man sich vom Tierarzt genauestens instruieren lassen, bevor man selbst Hand an seinen Hund legt. Auf Drehbewegungen an Gelenken sollte der Laie prinzipiell verzichten. Hierbei ist die Verletzungsgefahr besonders groß und eine korrekte Durchführung erfordert nun einmal sehr viel Erfahrung. Zeigt der Hund während der Behandlung nur das geringste Anzeichen von Schmerz oder Unbehagen, ist die Therapie in jedem Fall zu unterbrechen.

Therapie | Naturheilkunde

Übergewicht

Übergewicht ist eine weitere Hauptursache für Knochen- und Gelenkprobleme. Abgesehen von den Kastraten, sind es überwiegend ältere Hunde, die zu Übergewicht neigen. Mit zunehmendem Alter wächst nämlich auch das Risiko, überflüssige Pfunde anzusetzen. Ältere Hunde neigen aufgrund ihres insgesamt eingeschränkten Bewegungsdranges und oft auch durch Gelenkbeschwerden bedingt, zu einer unkontrollierten Gewichtszunahme. Stellt sich der Hundehalter nicht rechtzeitig auf die modifizierten Nährstoffbedürfnisse seines Tieres ein, kommt es unter Umständen zu Fettleibigkeit und dadurch bedingten Gesundheitsproblemen.

Der Ernährungsplan des älteren Hundes muss allmählich umgestellt und an die individuellen Bedürfnisse des Vierbeiners angeglichen werden. Es ist auch sinnvoll, einen alten Hund – gemäß seines Gesundheitszustandes und seiner allgemeinen Konstitution – zu motivieren, damit seine Mobilität möglichst lange aufrecht erhalten bleibt. Ausgedehnte Spaziergänge, Such- und Beutespiele, interessante Spielzeuge und andere Anreize sind auf jeden Fall empfehlenswert.

Überflüssige Pfunde stellen beispielsweise eine unnötige Belastung der Gelenke dar und können unter Umständen zu vehementen Gelenkbeschwerden führen. Schmerzende Gelenke beeinflussen wiederum die Bewegungsfreude des Vierbeiners und begünstigen eine weitere Gewichtszunahme. Der übergewichtige Hund befindet sich in einem Teufelskreis, den es zu durchbrechen gilt.

Auch Probleme im Bereich der Atemwege können eine Folge von Adipositas sein. Übergewichtigen Hunden fallen körperliche Ertüchtigungen schwer; sie hecheln bei der kleinsten Anstrengung – im Sommer ist dies aufgrund der hohen Temperaturen besonders schnell der Fall.

Verdauungsprobleme wie chronische Verstopfung und schmerzhafte Blähungen sind ebenfalls häufig bei übergewichtigen Vierbeinern zu beobachten. Diese Form von Beschwerden kann zu weiteren gesundheitlichen Komplikationen führen.

Auch Bluthochdruck, Diabetes mellitus und ein erhöhtes Risiko bei Operationen und Narkosen sind bei beleibten Hunden wesentlich häufiger zu beobachten als bei schlanken Exemplaren. Arthritis und ein gestörter Glukosestoffwechsel können durch Adipositas ebenfalls negativ beeinflusst werden.

Ursachen

Der erste Schritt in Richtung Gewichtsabnahme ist, die Ursachen für die Fettleibigkeit zu ergründen. Hier gibt es mehrere Möglichkeiten:
- *Der Hund erhält eine zu kalorienreiche Kost, die nicht auf sein individuelles Nährstoffbedürfnis abgestimmt ist.*
- *Der Hund bewegt sich zuwenig.*
- *Es gibt ein gesundheitliches Problem,*

Naturheilkunde | **Therapie**

das in letzter Konsequenz zu Übergewicht führt.

Oft ist dem Hundehalter gar nicht bewusst, dass er seinen Hund falsch oder zu üppig füttert. Dennoch besteht kein Zweifel: Gerade diese Aspekte sind die verbreitetsten Ursachen für Fettleibigkeit.

Ist das Futter des Hundes tatsächlich auf sein Nährstoffbedürfnis abgestimmt, muss der Tierarzt überprüfen, ob der Vierbeiner eventuell ein organisches Leiden hat, dass eine normale Fettverbrennung verhindert.

Ernährung umstellen

Ist die Ursache der Fettleibigkeit in falscher Ernährung zu suchen, sollte man mit seinem Tierarzt über eine schrittweise Umstellung des Fütterungsplanes sprechen. Bei der Ernährung beleibter Haustiere ist auf eine gezielte Reduzierung der Kalorien in Verbindung mit einem ausreichend hohen Nährstoffgehalt zu achten.

Diät-Futtermittel mit einem erhöhten Faseranteil – wie sie in der Vergangenheit häufig eingesetzt wurden - sind keinesfalls für eine gesunde Gewichtsabnahme geeignet, da sie bei vielen Hunden zu vermehrtem Kotabsatz, Durchfällen und Verstopfung, Hypoglykämie (Verminderung der Konzentration von Glukose im Blut) und einer unausgewogenen Nährstoffversorgung führen.

Neuesten Erkenntnissen zufolge, können vitaminartige Verbindungen wie sie beispielsweise in tierischem Protein vorkommen und der Einsatz relativ hoher Vitamin-A-Dosierungen (die allerdings nicht im Toxizitätsbereich liegen dürfen) dazu beitragen, die Einlagerung von Körperfett zu reduzieren und die Fettverbrennung deutlich zu erhöhen. Ihr Tierarzt kann Ihnen sicherlich detaillierte Informationen zu diesem Thema vermitteln.

Lassen Sie Ihren Schatz nicht leiden

Der Erhalt des optimalen Körpergewichts basiert übrigens nicht ausschließlich auf einer ästhetischen Sichtweise: Überflüssige Pfunde schaden nachweislich der Gesundheit des Hundes und können ernsthafte Störungen provozieren: Gelenkprobleme, Bewegungsstörungen, Herz-Kreislaufprobleme, Diabetes mellitus etc. sind nicht selten auf gewichtsbedingte Probleme zurückzuführen.

Es wäre von Grund auf falsch, die Pummeligkeit des übergewichtigen Kastraten schmunzelnd abzutun. Adipositas ist ein ernstzunehmendes gesundheitliches Problem, das man seinem Hund zuliebe kompetent bekämpfen sollte, wenn man seine natürliche Lebenserwartung nicht deutlich einschränken möchte.

Therapie | TTouch

Kreisende Bewegungen helfen gegen Schmerz

Auch der TTouch, der von der amerikanischen Tierexpertin Linda Tellington-Jones erfunden wurde, kann dazu beitragen, Knochen- und Gelenkprobleme effektiv zu behandeln.

Der TTouch ist eine Art „Geheimsprache ohne Wörter". Er löst Ängste und Verspannungen; vermittelt Wohlbefinden und lässt Stress von Hunden abfallen. All das verbessert die Beziehung zwischen Mensch und Tier ganz außerordentlich.

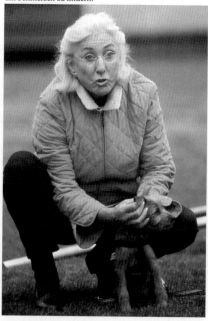

Linda Tellington-Jones setzt TTouches unter anderem ein, um Schmerzen zu lindern.

Die Aspekte der so genannten Charakteranalyse können bei Hunden nur bedingt berücksichtigt werden. Im Gegensatz zu Pferden, kann man bei Hunden und Katzen weniger Bezug auf die Kopfform nehmen. Bei ihnen ist die Körpersprache entscheidend und man muss sich gut mit diesen Tieren auskennen, um eine Aussage treffen zu können.

Keine Zauberei

Der TTouch hat folglich nichts mit einer speziellen Begabung oder unerklärlichen Zusammenhängen zu tun. Er basiert auf einer wissenschaftlichen Grundlage und erfordert keine spezielle Befähigung. Jeder kann es lernen. Die kreisenden Berührungen sollen die „Intelligenz" (die Funktion) der Zelle aktivieren. Die Durchblutung und der Stoffwechsel werden angeregt und das schafft Wohlbefinden.

Der TTouch wird fälschlicherweise oft mit Akupressur oder Reiki verglichen, dabei hat er mit diesen traditionellen Heilmethoden nichts zu tun. Bei Reiki kommen angeblich Kräfte des Universums zum Einsatz. Bei der Akupressur werden bestimmte Punkte aktiviert. Beim TTouch kann theoretisch jede Stelle des Körpers miteinbezogen werden. Der TTouch ist nicht von bestimmten Punkten abhängig.

TTouch — Therapie

Jeder kann es lernen

Es gibt verschiedene Möglichkeiten den TTouch zu erlernen. Es gibt sehr gute Literatur, die sich auf den Einsatz des TTouch bei Hunden, Katzen und Pferden bezieht. Außerdem werden deutschlandweit Seminare angeboten.

„Viele sind dazu in der Lage, den TTouch nach dem Lesen meiner Bücher anzuwenden. Das gezielte Aktivieren der Zellen durch die Stimulation der Nervenbahnen erfordert allerdings etwas Einfühlungsvermögen. Wird der TTouch zu unsensibel angewendet, verfehlt er seine positive Wirkung", warnt Linda Tellington-Jones.

Der TTouch ist prinzipiell für alle Hunde geeignet. – Auch wenn sie unter Umständen unterschiedlich reagieren. Insbesondere bei alten Hunden sollte der TTouch auf jeden Fall angewendet werden. Er trägt dazu bei, ihre Gesundheit länger zu erhalten und verbessert somit die Lebenserwartung.

Es kann mitunter schwierig sein, besonders empfindlichen Hunden zu vermitteln, dass der TTouch Wohlbefinden vermittelt. In der Regel reagieren aber gerade solche Vierbeiner überaus positiv auf den TTouch. Wann genau sie ihre Angst verlieren, ist ganz individuell. Zeit sollte hierbei auch keine Rolle spielen.

Hier eine kleine Übersicht über die wichtigsten TTouches:
- **kreisende TTouches** *(Wolken Leopard TTouch, Liegender Leopard TTouch, Muschel TTouch, Lama TTouch, Waschbär TTouch, Bär TTouch, Tiger TTouch)*:
Kreisende Bewegungen sollen Stress reduzieren und Ängste abbauen.

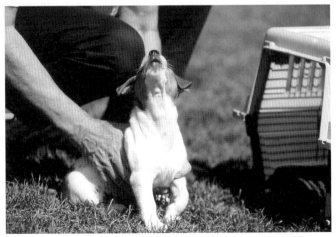

TTouches werden von den meisten Hunden als sehr angenehm empfunden.

Therapie | TTouch

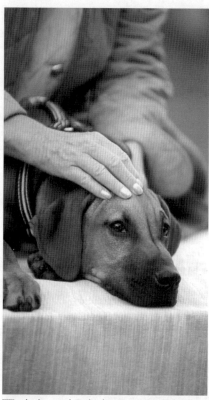

TTouches können als Begleittherapie einer HD-Behandlung hilfreich sein.

Die Ziele des TTouches sind: Eine Steigerung des Bewusstseins und der Intelligenz; eine Aktivierung der Lebenskraft der Zellen und die Steigerung des Wohlbefindens und der Gesundheit.

Die meisten dieser TTouches bestehen aus kreisenden Bewegungen, wobei die Haut des Hundes mit der Handfläche oder den Fingern in einem 1 ¼ Kreis im Uhrzeigersinn bewegt wird. Die Druckstärke kann dabei variieren. Die einzelnen TTouches tragen die Namen von Tieren, mit denen Linda Tellington-Jones in der Vergangenheit arbeitete.

• **streichende TTouches** *(Python TTouch, Tarantel TTouch, Haargleiten, Das Lecken der Kuhzunge, Noahs Marsch, Zick Zack TTouch)*: Streichende Bewegungen sind das zentrale Thema dieser TTouches. Die Hände gleiten in langen Linien über das Fell, was eine Aktivierung der Durchblutung bewirkt und dem Hund die eigenen Körperproportionen veranschaulicht. Teilweise erfolgt eine Verschiebung der Haut, wodurch eine bessere Entspannung und eine tiefere Atmung gefördert werden.

• **Körperteil-TTouches** *(Bauchheben, Maul TTouch, Ohren TTouch, Beinkreisen, TTouches an und mit der Pfote etc.)*: Diese TTouches sind auf bestimmte Körperstellen beschränkt. Kreisende und streichende Bewegungen kommen gleichermaßen zum Einsatz. Manchmal ist auch das gezielte Bewegen eines Körperteils erforderlich. Körperteil-TTouches kommen bei Verletzungen, Bewegungsproblemen und seelischen Verspannungen zum Einsatz.

Glossar

A

Acetabulum: Hüftgelenkpfanne
Adult: erwachsen
Analgetika: Schmerzstillende Medikamente
Antetorsion: Verdrehung des Oberschenkelhalses nach vorne
Antiinflammatorische Medikamente: Entzündungshemmende Medikamente
Arthrose: Degenerative Gelenkerkrankung

C

Calvé-Legg-Perthes-Erkrankung: Avaskuläre Fermurkopfnekrose; Degeneration von Oberschenkelkopf und Oberschenkelhals
Caput femoris: Oberschenkelkopf
Cauda equina Kompressionssyndrom: Lumbosacrale Stenose; Erkrankung, die mit Druck auf das Rückenmark einhergeht.
Chondroprotektiva: Knorpelschützende Medikamente
Coxarthrose: Arthrose des Hüftgelenks
Coxa valga: Fehlbelastung des Hüftgelenks durch eine steilere Stellung des Oberschenkelhalses als normal.

D

Degenerative Myelopathie: Erkrankung des Rückenmarks
Denervation: Durchtrennung von Nervenfasern
Differenzialdiagnose: Erkrankungen, die zu ähnlichen Krankheitsbildern führen
Dysplasiegrad: anhand von Röntgenaufnahmen festgelegter Hüftgelenksdysplasiegrad eines Hundes, in Deutschland: A-kein Hinweis für HD, B = fast normale Hüftgelenke, C = leichte HD, D = mittlere HD, E = schwere HD

E

Epiphysiolysis capititis femoris: Erkrankung, bei der sich der Oberschenkelkopf vom Oberschenkel ablöst

F

FCI: Féderation Cynologique Internationale
Femur: Oberschenkel
Femurkopfresektion: Operative Entfernung des Oberschenkelkopfes
Fissur: Spalt oder Knochenriss, unvollständiger Bruch

H

Hämatogen: Über die Blutbahn
HD: Abkürzung für Hüftgelenksdysplasie
Heritabilität: Erblichkeit eines Merkmals
Hüftgelenksubluxation: Vollständige Auskugelung des Oberschenkelkopfes aus der Hüftgelenkpfanne

I

Inkongruenz: Nichtübereinstimmung, Nichtdeckung
Intertrochanträre Variationsosteotomie: Osteotomie am Oberschenkel zwischen zwei Knochenvorsprüngen
Invasiv: eindringend

K

Kontraktur: Dauerverkürzung eines Muskels
Korrekturosteotomie: Siehe Osteotomie

Service — Glossar

L
Ligamentum teres: Gelenkband, das den Oberschenkelkopf mit der Gelenkpfanne verbindet

M
Malartikulation: Schlechte Gelenkverbindung

N
Nekrose: Absterben von Zellen
Norbetwinkel: Winkel, der auf HD-Röntgenaufnahmen für die Einteilung in Dysplasiegrade bestimmt wird.

O
OCD: Osteochondris dissecans; Erkrankung des Gelenkknorpels
Os coxae: Hüftbein
Os illeum: Darmbein
Os ischii: Sitzbein
Os pubis: Schambein
Osteomyelitis: Knochenentzündung
Osteophyten: Reaktive Knochenneubildung an der Knochenhaut, knöcherne Zubildung
Osteotomie: Durchtrennung von Knochen mit Meißel oder Säge, um Fehlstellungen zu beheben oder auszugleichen.

P
Panostitis eosinophilica: Spezielle Knochenentzündung der Röhrknochen beim wachsenden Hund
Patellaluxation: Ausrenkung der Kniescheibe
Pektinektomie: Siehe Pektineusmyotomie
Pektineusmyotomie: Operative Entfernung oder Durchtrennung des Pektineusmuskels
Phänotyp: Erscheinungsbild eines genetischen Merkmals
Pseudoarthrose: Falsche, unechte Gelenkbildung; narbiges Bindegewebe, das im Hüftgelenk die Kraftübertragung übernimmt
Pseudogelenk: Siehe Pseudoarthrose

S
Sekundäre Arthrose: Aus einer Fehlstellung des Gelenks resultierende Gelenkerkrankung
Sklerosierung: Krankhafte Verhärtung eines Knochens
Synovia: Gelenkflüssigkeit
Synovitis: Gelenkkapselentzündung

T
TEP: Totalendoprothese, künstliches Hüftgelenk
Traktionstherapie: Physiotherapeutische Dehnung eines Gelenks

Literaturtipps   Service

Weiterführende Literatur zum Thema:

Dr. Furck, Valeska (2005):
HD – WAS NUN? HÜFTGELENKSDYSPLASIE VORBEUGEN, ERKENNEN UND BEHANDELN
Brunsbek (Cadmos Verlag, ISBN 3-86127-784-0)

Linnmann, Sylvia M. (1998):
DIE HÜFTGELENKSDYSPLASIE DES HUNDES
Berlin. (Parey Verlag)

Ficus, H.J., Loeffler, K.; Schneider-Haiss, M, Stur, I. (1990):
HÜFTGELENKSDYSPLASIE HD BEI HUNDEN
Stuttgart (Enke Verlag)

PSCHYREMBEL KLINISCHES WÖRTERBUCH
257. Auflage
Hamburg, 1994
Nikol Verlagsgesellschaft mbH

Dr. med. vet. Wolfgang Becvar (1994):
NATURHEILKUNDE FÜR HUNDE, KOSMOS
Stuttgart (ISBN 3-440-06596-0)

Tellington-Jones, Linda (1999):
TELLINGTON-TRAINING FÜR HUNDE. NEUE WEGE ZUR VERSTÄNDIGUNG MIT IHREM HUND
Stuttgart, KOSMOS (ISBN: 3-440-07776-4)

Tellington-Jones, Linda (2006):
WELPENSCHULE MIT LINDA TELLINGTON-JONES
Stuttgart (Kosmos Verlag, ISBN 978-3-440-09953-7)

**BITTE BEACHTEN SIE AUCH
UNSER WEITERES SORTIMENT.**

www.dogtools.de
www.edition-delamotte.de